Calisthenics para

Iniciantes

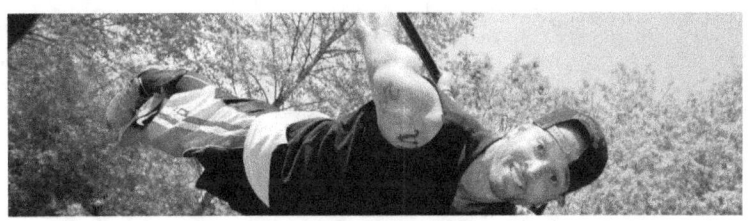

Guia de um novato para

treinamento de peso corporal

Este documento é voltada para fornecer a informação exata e confiável em relação ao assunto e emitir coberto. A publicação é vendido com a ideia de que a editora não é necessária para tornar a contabilidade, oficialmente permitido, ou não, serviços qualificados. Se o conselho é necessária, legal ou profissional, um indivíduo praticado na profissão devem ser ordenados.

- A partir de uma Declaração de Princípios que foi aceite e aprovada igualmente por um Comité da American Bar Association e um Comitê de Editores e Associações.

A informação aqui fornecida é indicado para ser verdadeiro e coerente, em que a responsabilidade, em termos de desatenção ou de outra forma, por qualquer uso ou abuso de quaisquer políticas, processos ou instruções contidas dentro é da responsabilidade solitária e absoluta do leitor destinatário. Sob nenhuma circunstância a qualquer responsabilidade legal ou culpa ser realizada contra a editora por qualquer reparação, dano ou perda

Esperar! Antes de continuar

.... Você gostaria de

gostaria de ter acesso a <u>livros</u>

<u>Kindle gratuitos</u>?

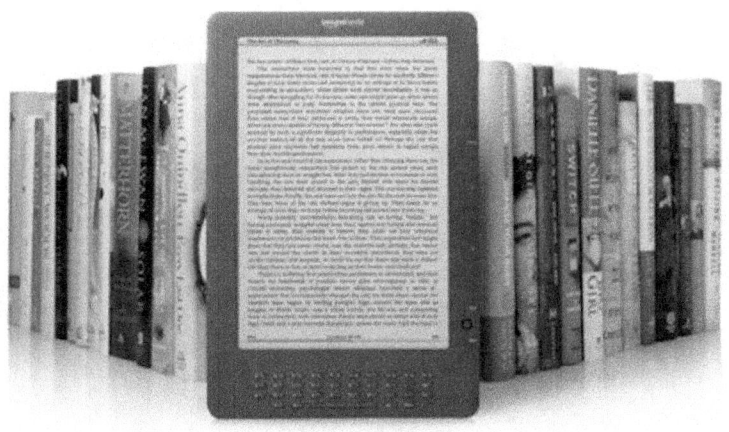

Se você respondeu sim, então
CLIQUE AQUI
Há um **bônus livre** no final do
livro!

Vá para o fim do livro para
obter o desconto de 10% e para
me dar a sua imagem.

Índice

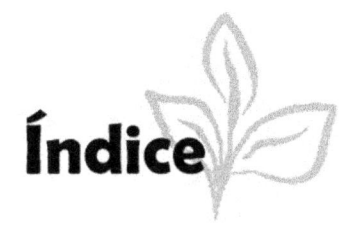

exercícios de núcleo

BAIXA Calistenia CORPO

Calisthenics CORPO INTEIRO

CAPÍTULO 5: suplementação para GLOBAL HEALTH AND FITNESS

Introdução

Quero agradecer-lhe e felicitá-lo para fazer o download do livro, *"Calisthenics para Iniciantes"*.

Atenha-se as instruções contidas neste livro e obter o corpo bem tonificado, empresa que você sempre desejou. Os exercícios extremamente úteis neste guia irá ajudar a alcançar seus objetivos de fitness.

Obrigado mais uma vez para fazer o download deste livro. Espero que você goste!

Capítulo 1

O que é formação

calisthenic?

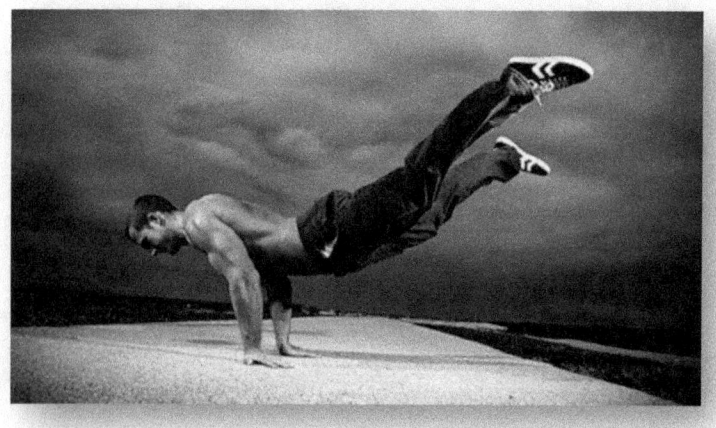

Uma matriz de exercícios leves de peso corporal

realizado para alcançar fitness e psicomotoras

habilidades gerais. Hoje em dia, ginástica são

geralmente realizada como um treino de rua para construir músculos bem definidos e mais fortes através de vários exercícios de peso corporal diferentes.

Através de exercícios calistênicos, você pode melhorar a sua agilidade, coordenação, capacidade aeróbica e equilibrar mais de um atleta olímpico. Na ginástica, você pode empurrar, puxar, dobrar ou balançar o corpo em direções diferentes, usando o peso do corpo para a resistência para fazer esses movimentos mais intensa e eficiente.

Requisitos básicos para

Calisthenics

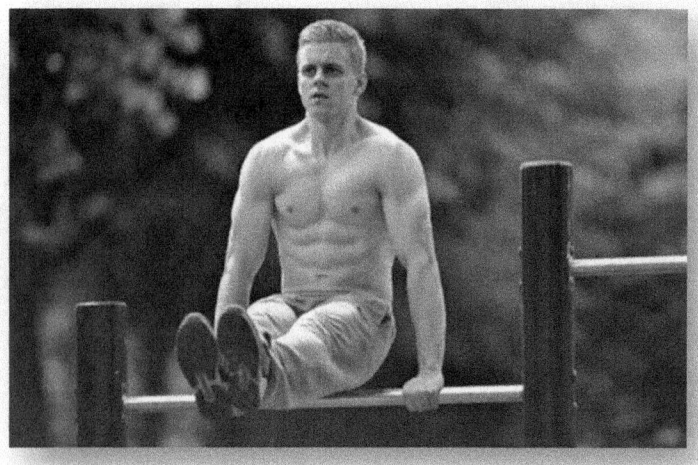

Calisthenics não é tão fácil que parece; que inclui uma
variedade de exercícios de peso corporal que não
pode ser realizada sem uma adequada força
muscular, a estabilidade do núcleo e força.

Aqui estão algumas necessidades básicas de ginástica;

• Um aquecimento adequado para uma melhor ativação conjunta

• Mais de flexibilidade corporal adequada e força

• agilidade, equilíbrio e coordenação

• estabilidade do núcleo e força

Em esportes e jogos, força e flexibilidade do seu corpo desempenham um papel fundamental na melhoria seus movimentos e seu nível de aptidão. Se você tem, músculos do corpo volumosos fortes sem o núcleo forte e estável, então você não pode executar vários movimentos calistênicos que um praticante intermediário de ginástica podem ser executadas com facilidade. Calisthenics exige grande força do corpo, juntamente com o núcleo estável e forte.

Capítulo 2

Importância do Warmup e

flexibilidade na

Calisthenics

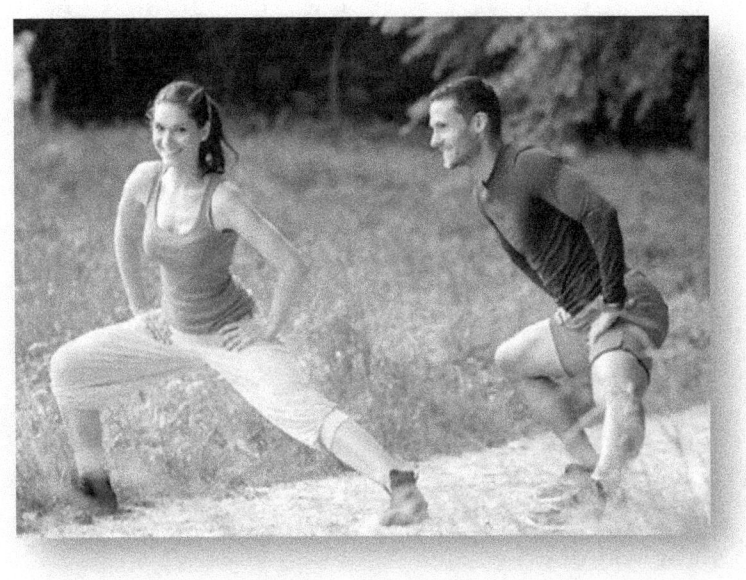

Importância do Warm-up

Warm-up não só prepara os músculos do corpo e

mente para diferentes atividades físicas, mas também

melhora a amplitude de movimento dos músculos

envolvidos. Um aquecimento adequado minimiza lesões esportivas, melhora a circulação sanguínea, aumenta a temperatura corporal, promove sistema de geração de energia dentro de nosso corpo e melhora o desempenho físico. Tem clinicamente comprovada que uma adequada warm-up melhora a produção de hormônios necessários que estimulam nosso corpo para gerar energia suficiente.

8 a 10 minutos de warm-up é um warm-up adequada, que prepara o corpo para exercícios intensos e posturas difíceis com facilidade ativando nossas articulações e músculos envolvidos.

Faça um aquecimento adequado e adicionar alguns exercícios de alongamento para torná-lo mais eficaz, porque a aquecer seu corpo significa para expandir os vasos sanguíneos que reduzem o estresse sobre o coração, reduzindo a resistência.

Importância da flexibilidade do corpo

exercícios de flexibilidade não só manter nossas articulações ativo, mas também melhorar a amplitude de movimento dos nossos músculos do corpo envolvidos nestes exercícios. exercícios de flexibilidade nos permitem realizar diferentes movimentos difíceis com facilidade e conforto, melhorando o desempenho do nosso corpo. Para ginástica verdadeiramente perfeito, flexibilidade desempenha um papel vital. No caminho da perfeição e progressão, a flexibilidade é o caminho e a força é a capacidade de caminhar para chegar ao seu destino (movimentos calisthenic perfeitos). exercícios de alongamento dinâmico e estático após o warm-up e treinos mantê-lo flexível e forte também.

Capítulo 3

Benefícios da Calisthenics

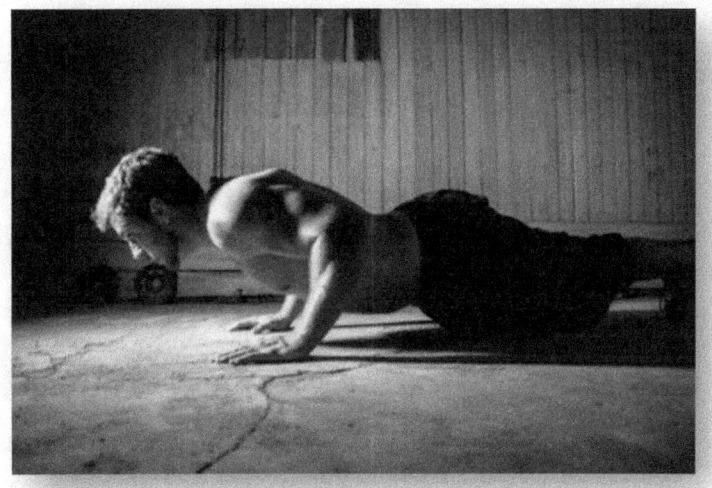

♥ Todos os tipos de treinamento de peso corporal

manter nossos músculos e articulações ativo e

poderoso. Não há dúvida de que o treinamento

de peso corporal tem sido uma parte essencial

de musculação e outros esportes. Hoje em dia, exercícios calistênicos estão sendo como pela maioria dos amantes de fitness ou consciente. Aqui estão alguns benefícios de treinamento de peso corporal;

♥ Sendo uma actividade fisiológica, o treinamento do peso corporal, melhora a nossa saúde cardiovascular, fortalece os ossos, promover a saúde muscular e aumentar o metabolismo do corpo, bem

♥ Desde corpo exercícios de peso ou exercícios de relaxamento como alvo vários músculos do corpo, portanto, estes exercícios queimar calorias extras e ajudar o nosso corpo na perda de peso desnecessário

- ♥ Todos os exercícios de peso corporal moldar o nosso corpo e ajudar no desenvolvimento de músculos belas e fortes para a vida

- ♥ Um dos benefícios mais importantes é que calisthenics não precisa de nenhum equipamento, como no treinamento do peso

- ♥ Existem vários exercícios de relaxamento que podem ser praticados em casa ou em qualquer lugar que você encontrar algum tempo livre

- ♥ Sendo um exercício natural, ginástica melhorar óssea e massa muscular de forma dramática

- ♥ Um praticante moderado de ginástica têm núcleo mais forte e estável do que um praticante de treinamento de peso

- ♥ Através de exercícios de relaxamento apropriados, você pode construir uma grande força e resistência sem perder a flexibilidade.

Vários exercícios calistênicos consistem em exercícios dinâmicos e estáticos de alongamento que melhoram a amplitude de movimento dos músculos envolvidos

♥ eu descobri uma verdade estranho sobre ginástica e que é "calisthenics desenvolver a criatividade em você durante a realização de exercícios diferentes calisthenic"

Capítulo 4

Exercícios calisthenics

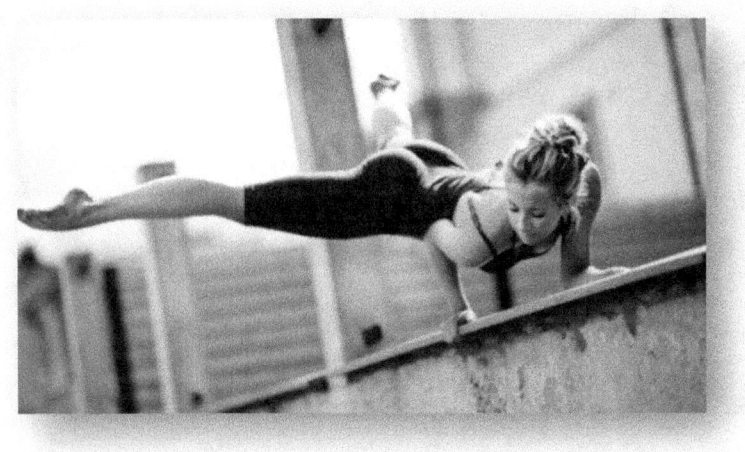

Neste capítulo exercícios seguintes são

mencionados:

1. Pushups Ampla entregues *

2. flexões Standard *

3. flexões Incline *

4. flexões triângulo ou diamante *

5. pull-ups Standard *

6. Alta pull-ups caixa *

7. pull-ups aplauso *

pull-ups 8. A máquina de escrever *

9. "L" sentar pull-ups *

10. Chin-ups *

11. Burpees *

12. Lunges *

13. estocadas Walking *

14. Crunches *

15. Entrecruzamento tritura *

toque do dedo do pé 16. Side *

17. Lado a lado *

18. O Sit-ups *

19. Padrão Plank segure *

20. Side espera prancha *

21. Voltar espera prancha de elevação da perna *

22. Jumping jack ou stride salta *

23. invertido toca "L" Toe espera *

24. Squats *

25. squats explosivas *

26. Uma perna agachamento ou bala

agachamento *

hold perna 27. Incline *

28. raise Crocodile *

29. espera "L" *

30. espera "V" *

31. "L" raise sit *

32. raise lado comprimento total *

33. rotação do joelho na barra elevada *

34. Pára-brisas

35. Bar mergulha *

36. panturrilha *

37. balanço alta bar *

38. handstand Wall *

39. flexões handstand modificados *

40. flexões handstand parede *

41. musculares ups no bar *

Ponte 42. espera *

43. flexões Ponte *

44. "L" bar espera mergulha *

45. sapo de salto *

raise crocodilo 46. Bench *

elevação da perna 47. Side *

48. elevação da perna dianteira *

49. Voltar levantar a perna *

50. Dragão bandeira *

Exercícios parte superior do corpo

flexões padrão

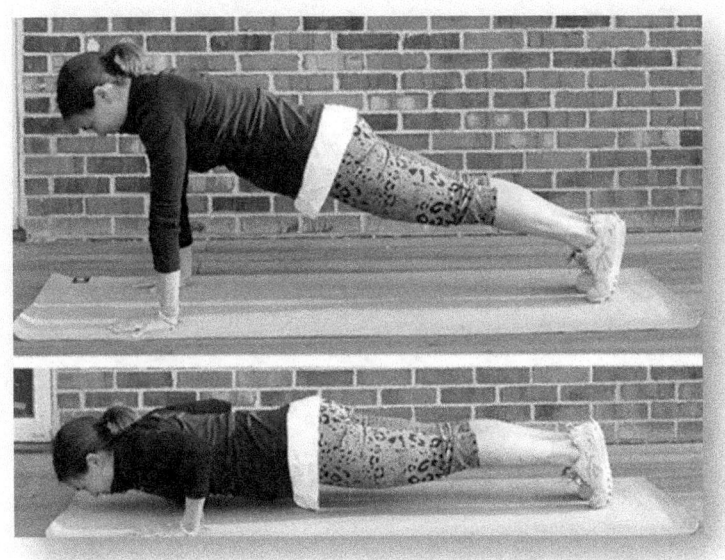

Flexões é um treinamento de peso corporal eficaz que

você pode executar em uma variedade de formas de

atingir os músculos do corpo diferentes. flexões padrão alvo principalmente os músculos do peito e braço e, secundariamente, tem como alvo os músculos do núcleo.

instruções:

* Comece segurando posição de prancha padrão, apoiando o peso do corpo inteiro sobre os dedos dos pés e os braços (em linha reta)

* Reduza o seu superior do corpo para tocar o chão e, em seguida, voltar à posição inicial

* Repita este exerce de 10 a 15 vezes para completar um conjunto

Push Ups Mãos largas

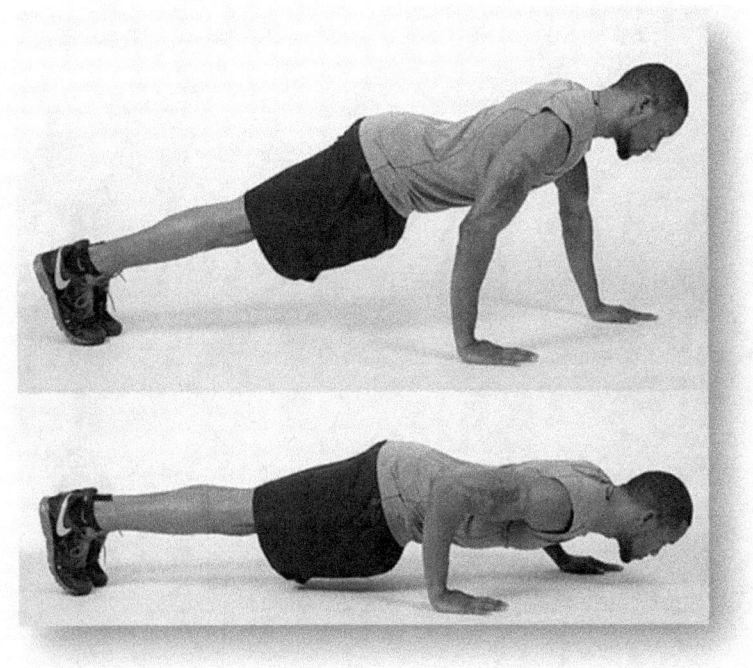

Variações na flexões não tem como alvo apenas
o músculo superior do corpo diferente, mas
também faz o seu treino eficaz. flexões
entregou largas alvo principalmente os
músculos do peito. flexões entregou largas
melhorar a sua estabilidade e força muscular.

instruções:

* Mantenha posição de prancha padrão com as mãos abertas mais amplo do que a sua largura do ombro

* Apoio todo o seu corpo com as mãos e dos pés, mantendo a coluna reta

* Agora, mova suavemente a parte superior do corpo na direção para baixo e depois de chegar perto do chão, voltar à posição inicial por endireitar suas mãos

* Repita 10 a 15 rep se você é um novato ou fazer tantas repetições como você pode ver com facilidade se você é um praticante avançado

Pushups inclinação

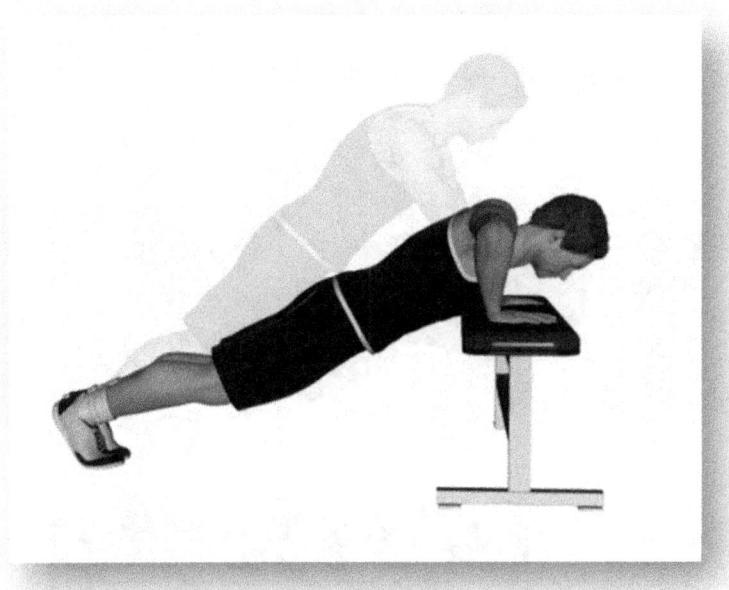

instruções:

flexões inclinação fornecer-lhe mais apoio para

realizar este exercício com facilidade e conforto.

flexões inclinação são fáceis de executar quando você

descansar as mãos em um lugar alto enquanto

descansa seus pés em um terreno mais baixo e são

mais difíceis quando você descansar as mãos sobre

um terreno inferior ao descansar os pés em um

terreno mais elevado para fazer um declive.

diamante Pushups

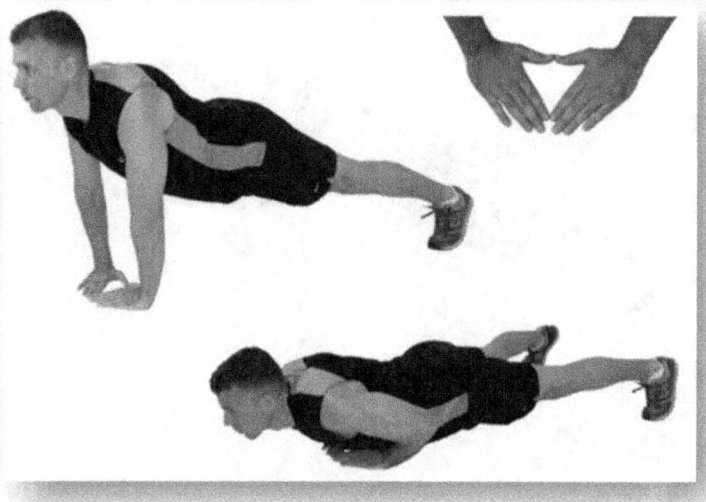

flexões de diamante é o exercício mais desafiador que

tem como alvo principalmente tríceps e requer uma

grande estabilidade e resistência muscular.

instruções:

* Comece segurando posição de prancha padrão com os braços esticados e as mãos em forma de triângulo ou losango (juntar polegares e indicadores de suas duas mãos para fazer um diamante)

* Agora, mova suavemente a parte superior do corpo para baixo, enquanto dobra os cotovelos lateralmente, e em seguida, voltar à posição inicial

* Repita 10 a 15 repetições de cada vez

* Fazer pelo menos 3 jogos

Pull-ups padrão

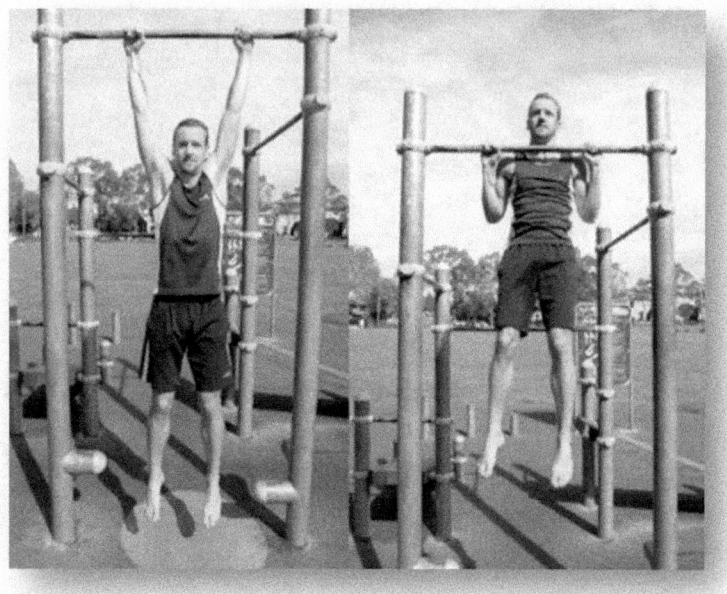

Pull-ups é uma forma de adiantamento de exercícios

de relaxamento ou de treinamento de peso de corpo

que requer mais do que a prática adequada. Pull-ups

é executada usando uma barra alta. Pull-ups destina-

se principalmente braços, tórax, músculos do ombro e

músculo grande dorsal.

Instruções:

* Segure um alto da barra (1-2 pés de altura acima da cabeça) com ambas as mãos pouco mais do que sua largura de ombro

* Sua palma da mão deve ser oposta à sua cara

* Dobrar os joelhos e cruzam suas canelas

* Agora, levante seu corpo tocar seus ossos da clavícula (osso que liga a escápula e esterno) à barra e depois voltar para a posição fitando

* Repetir tantas repetições quanto você pode, ou de acordo com seu nível de condicionamento físico

* Repita 3 jogos

Caixa alta pull-ups

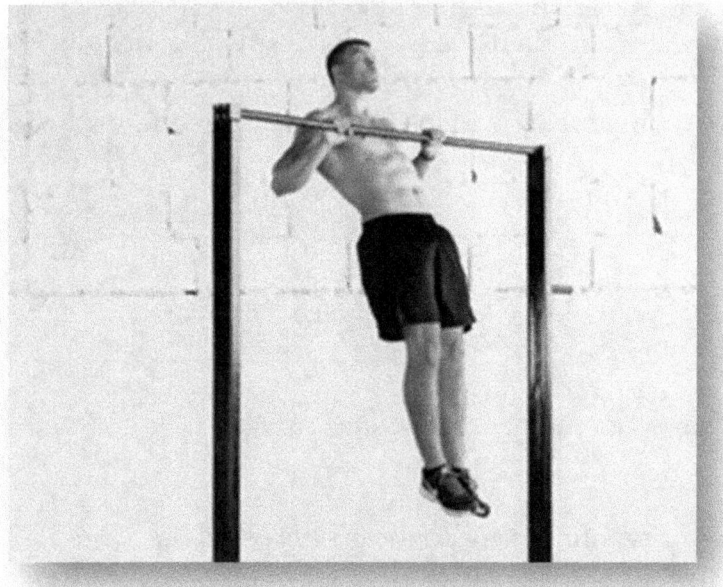

Pull-ups altas do tórax são mais desafiador do que o padrão pull-ups. Este exercício exercer mais stress no seu tórax, braços e músculos lat.

Instruções:

* Mantenha a mesma posição de pull-ups padrão e toque na extremidade de seus músculos peitorais para o bar

* Faça 10-15 reps, ou de acordo com seu nível de

condicionamento físico em cada conjunto

* Completos 3 jogos

Pull-ups gonorreia

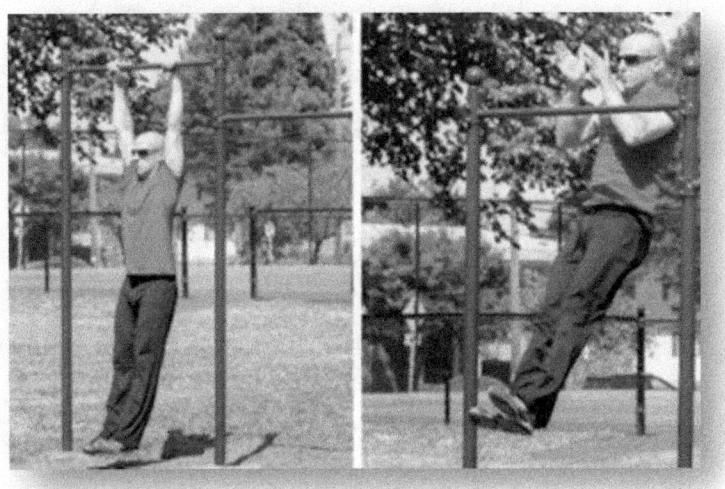

Pull-ups gonorreia é o exercício mais desafiador do

que o padrão e torácica alta pull-ups.

Instruções:

* Mantenha a posição padrão pull-ups

* Puxe seu corpo com toda sua força, rapidamente

bater palmas com ambas as mãos ao subir e agarre a

barra novamente antes de ir para baixo

* Evite repuxa e balançar enquanto realizando clap

pull-ups

* Faça de 8 a 12 reps ou repetições como muitos como

você podem com facilidade

* Evitar gonorreia pull-ups se você pescoço estirpe,

volta dor, dor muscular severa de dor e ombro

Máquina de escrever pull-ups ou pull-ups Archer

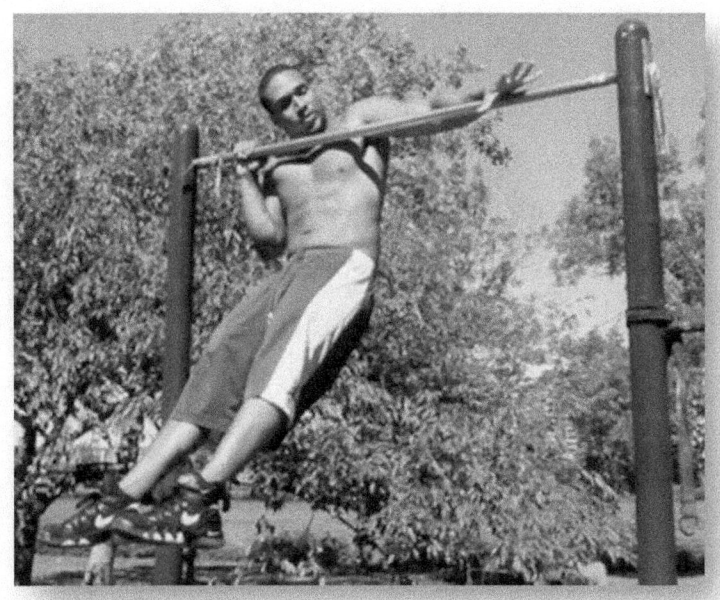

Pull-ups máquina de escrever é a forma mais desafiadora de pull-ups em comparação com o padrão pull-ups, pull-ups alta do tórax e gonorreia pull-ups.

Instruções:

* Mantenha posição de pull-ups enquanto segurando uma barra alta

* Puxe todo o seu corpo e toque levemente seu tórax para o bar

* Agora, firmemente segura a barra com a mão direita e deslize sua mão esquerdo paralelo à barra estendendo-a por cima da barra

Faça o mesmo para a outra mão, segurando a barra com a mão esquerda e deslizando a mão direita

* Faça o máximos reps em cada conjunto

* Três ou quatro sortimentos

"L" Sit pull-ups

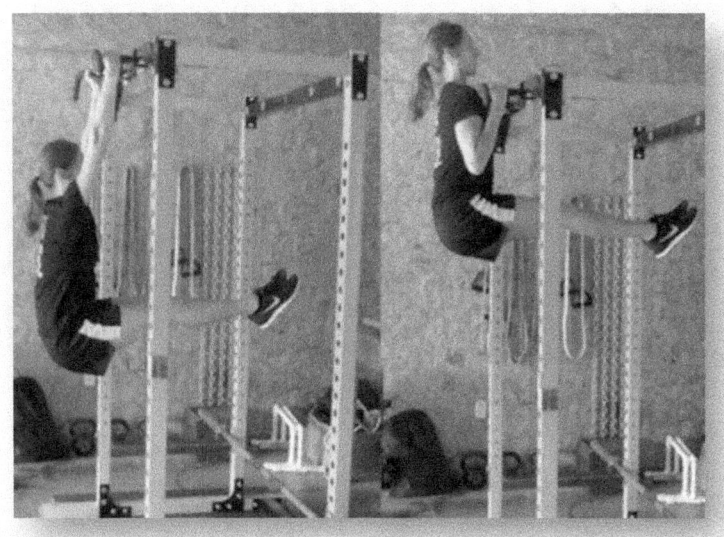

Pull-ups de sentar-se "L" é uma técnica de avanço de pull-ups que também é usada em barras. Este incrível exercício destina-se vários músculos do corpo superior incluindo músculos abdominais núcleo.

Instruções:

* Segure uma barra alta com ambas as mãos a largura do ombro distante como no padrão pull-ups

* Levantar ambos os joelhos para fazer "L" segurar e fazer os pull-ups mesmos

* Faça reps como muitos como você pode com facilidade

* Repita este exercício em três sets separados por períodos de recuperação de 10 a 20 segundos

Músculo acima

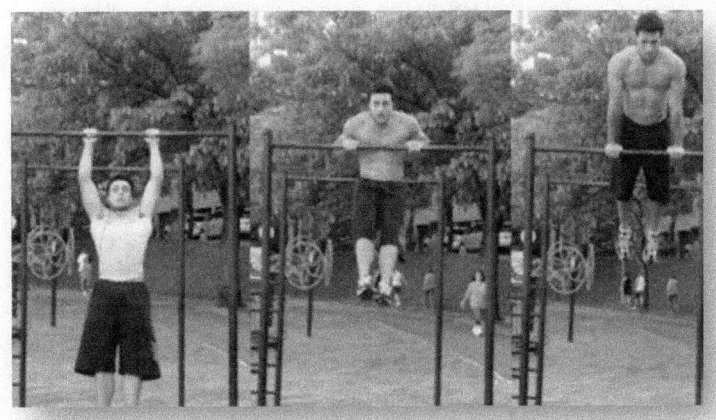

Trabalhar é um avanço para de pull-ups.

Instruções:

* Segure barra de alta, com as mãos pouco mais do

que sua largura de ombro

* Fazer um pull-up padrão e levantar todo o seu

corpo por cima da barra como em mergulhos por

alisamento ambos os braços

* Mova volta à posição inicial

* Faça reps como muitos como você pode

* Se você é um novato, então comece este exercício de pé no chão e saltar os dois pés para alcançar a posição de mergulhos

Chin-ups

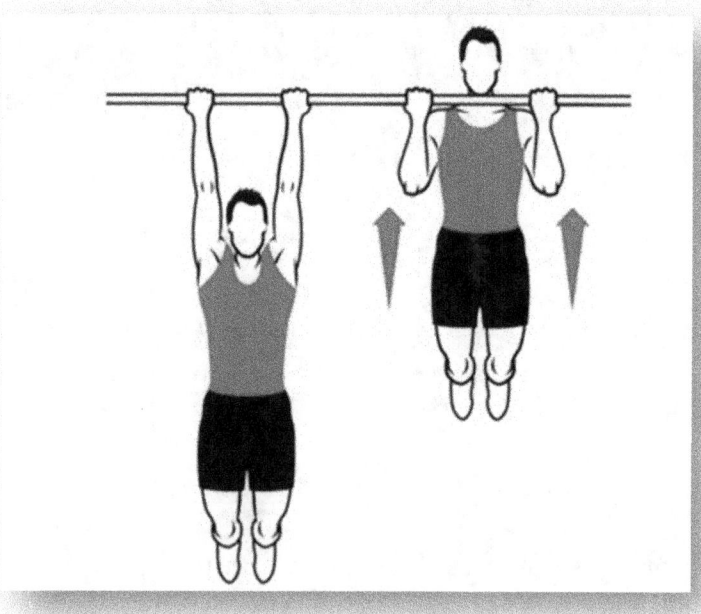

Chin-ups é um exercício incrível que visa principalmente bíceps e secundariamente metas músculos peitorais.

Instruções:

* Segure uma barra alta com ambas as mãos com sua mãos largura do ombro distante ou menos larga que a largura do ombro

* Mantenha as palmas da mão em direção ao seu

* Puxe seu corpo para trazer seu queixo mais perto para o bar e depois voltar para a posição inicial

* Fazer de 10 a 12 repetições ou de acordo com seu nível de condicionamento físico

Burpees

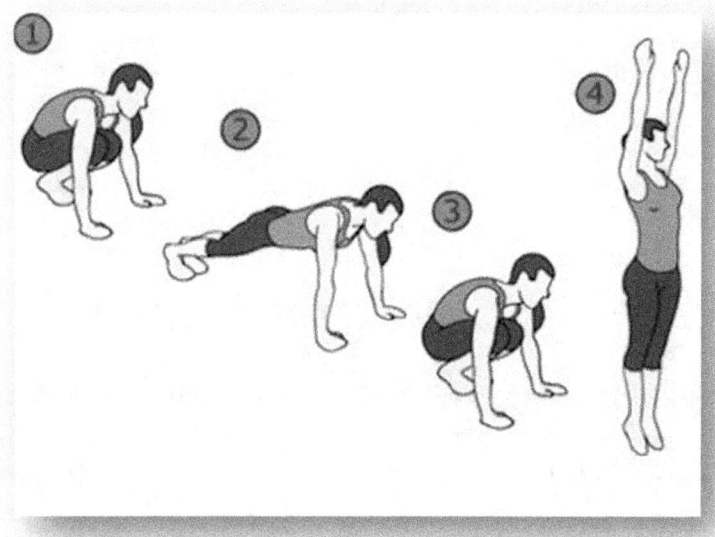

Um exercício de peso do corpo e é conhecido como sic

treinamento contagem do peso do corpo que envolve

todos os nossos músculos do corpo para queimar

calorias extras, para manter a força e resistência.

Instruções:

* Comece mantendo posição de agachamento, posicionando as mãos ao lado do corpo

* Sente-se em seus pés por descansar as mãos no chão à sua frente

* Saltar com os dois pés para trás para manter a posição de flexão e fazer uma flexão

* Saltar que os dois pés de volta para as mãos para segurar a posição de agachamento novamente

* Saltar da posição de agachamento, enquanto a elevar as ambas as mãos sobre sua cabeça

* Faça de 10 a 12 reps ou repetições como muitos como você podem fazer com facilidade

Lunges

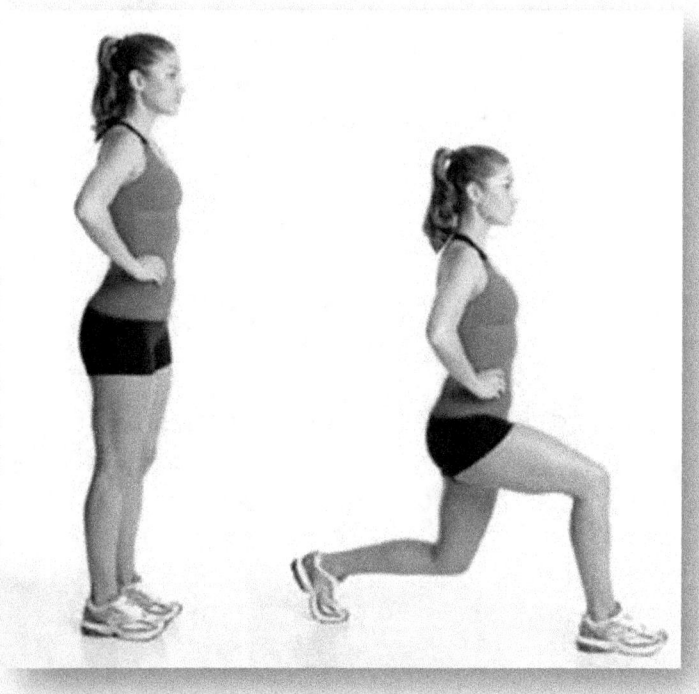

Lunges é um exercício eficaz principalmente metas que músculos inferiores do corpo e secundariamente alveja os músculos do núcleo abdominal.

Instruções:

* Ficar direto com o seu pé separado (do outro)

* Descansar as mãos em seus lados (início dos ossos da pelve)

* Um passo adiante ao fazer ângulo de 90 graus entre a coxa e panturrilha e mantenha a perna de trás

Tente manter sua perna traseira reta (opcional ou não necessárias), mas não se mova o pé de trás enquanto seu um pé de encaminhamento

* Agora para trás para começar a posição e, em seguida, passo em frente com o outro pé

* Fazer 15 a 20 repetições com cada perna

* Repetir três vezes

Caminhando Lunges

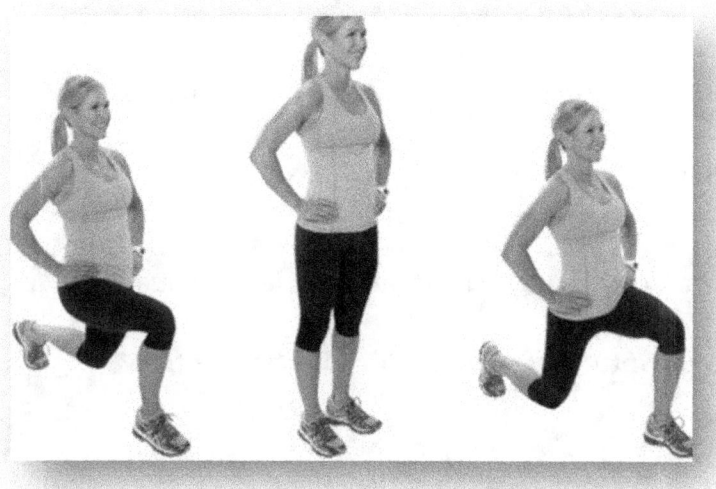

Lunges ambulante exercem pressão extra sobre os músculos envolvidos neste exercício.

Instruções:

* Ficar em linha reta com seu pés largura do ombro distante

* Passo o pé direito para frente e mantenha a posição inicial, puxando sua perna de trás para a frente, em vez de ir de volta

* Repetir passando sua esquerda pé para a frente e continue andando neste estilo para 10 a 20 passos para ambas as pernas

Exercícios de calistenia

núcleo

Crunches

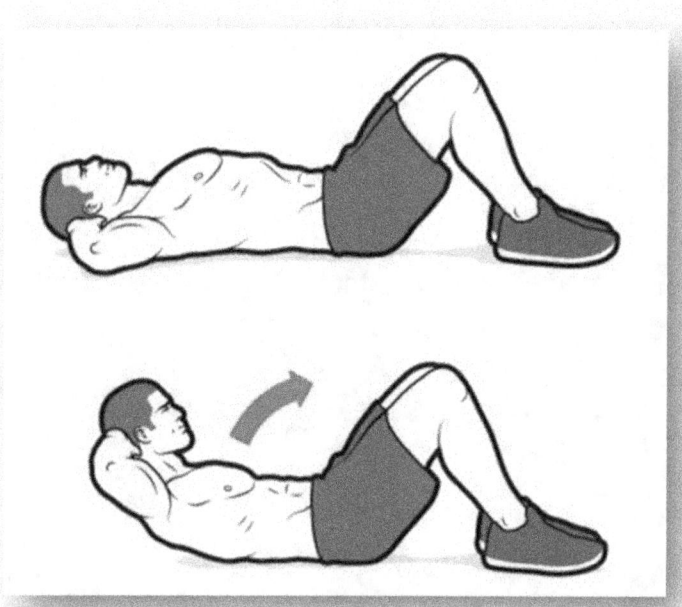

Abdominais é um exercício impressionante que atinge principalmente os músculos do núcleo abdominal.

Instruções:

* Lei para baixo nas suas costas com os joelhos
flexionados e os pés no chão

* Descansar as ambas as mãos na nuca, sem entrelaçar
os dedos para evitar a dor de garganta

* Mover seu corpo superior para os joelhos sem
mover a parte inferior do corpo e voltar para a
posição inicial

* Faça de 15 a 20 reps, ou de acordo com seu nível de
condicionamento físico para completar um conjunto

* Completos 3 jogos

Abdominais-xadrez

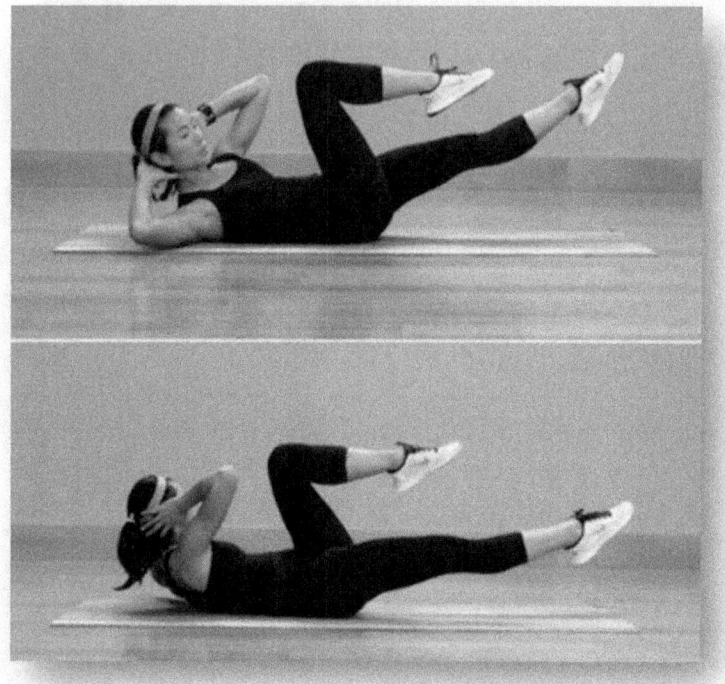

Crunches cruzados é uma forma avançada de trituração padrão.

Instruções:

* Hold triturações padrão posição com os pés saíram do chão

* Descansar as ambas as mãos atrás da cabeça

* Toque seu joelho direito para seu cotovelo esquerdo enquanto esticar a perna esquerda em linha reta e mova seu joelho direito volta

* Agora, estique a perna direita em linha reta e tocar o joelho esquerdo para seu cotovelo direito

* Continuamente repetir este exercício por 30 a 40 segundos para completar um conjunto

* Completos 3 jogos

Do lado do dedo do pé tocando

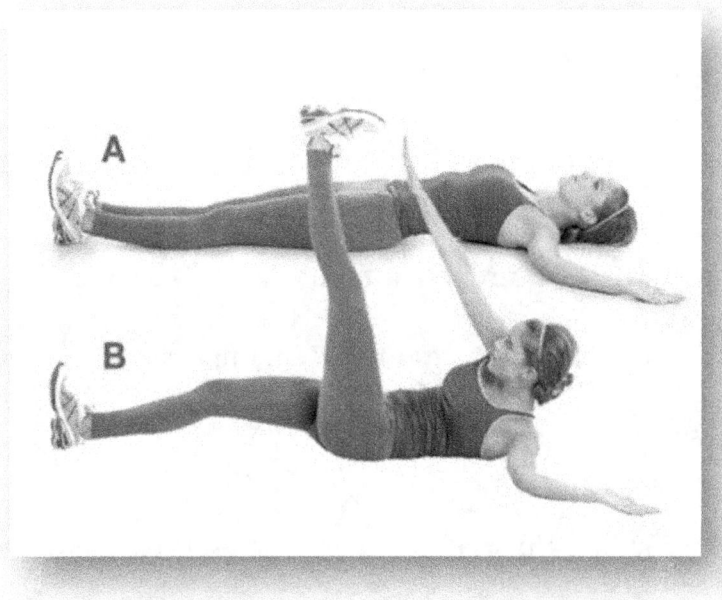

Completos no lado do dedo do pé tocar é uma estabilidade do núcleo e núcleo reforço exercício que visa principalmente músculos oblíquos internos e externos.

Instruções:

* Deite-se no seu lado direito (não completamente mentir sobre suas costas, deite-se em um dos seus lados em vez disso)

* Descanse seu braço direito no chão e dobre o braço em direção a sua barriga para equilibrar seu corpo durante a execução do lado do dedo do pé tocando

* Levante sua mão esquerda sobre sua cabeça em direção diagonal* Levante ambas as pernas lateralmente e sua parte superior do corpo ao mesmo tempo tocar os dedos dos pés com a mão levantada (tentar fazer um porão do "V")

* Suporta todo o seu corpo com seus quadris enquanto faz a forma de "V"

* Agora, rapidamente mudar de volta para a posição inicial e repita este exercício de 15 a 20 vezes

* Faça o mesmo exercício para o outro lado

Prancha padrão Hold

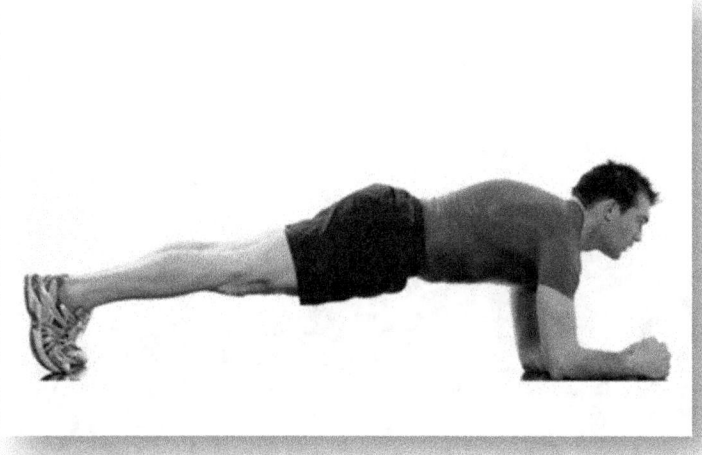

Prancha padrão espera fortalece e estábulos seus

músculos do núcleo.

Instruções:

* Manter posições flexões apoiando todo o seu corpo

com os dedos dos pés e os antebraços no chão

* Mantenha sua coluna reta e o pescoço enquanto

procurava horizontalmente

* Mantenha a posição, enquanto você pode

* Descansar por 10 a 15 segundos e começar de novo

* Repita este exercício por 3 vezes

Preensão de prancha do lado

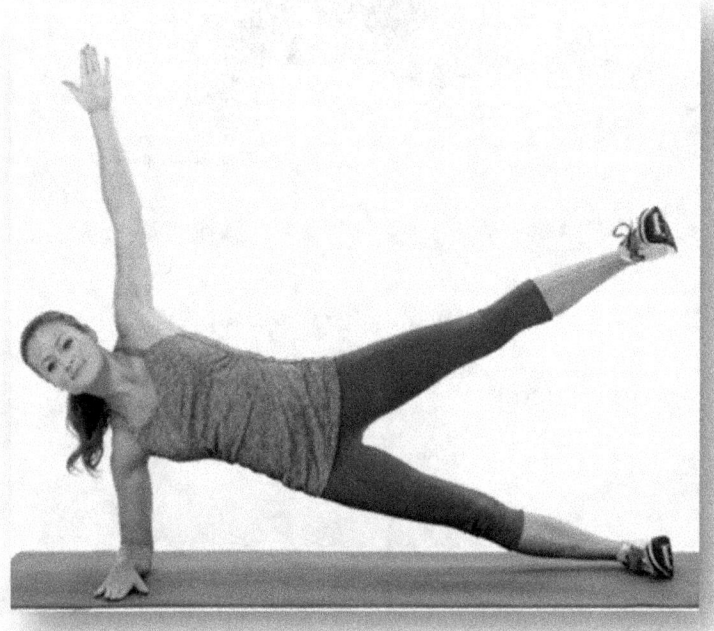

Prancha de lado Segure principalmente alvos lado

músculos abdominais.

Instruções:

* Prancha padrão espera espera um chão acolchoado

* Mova seu corpo lateralmente enquanto levanta a sua mão direita e a perna lateralmente

* Suporta todo o seu corpo em seu antebraço esquerdo e o pé esquerdo

* Mantenha a posição, enquanto você pode com facilidade

* Faça o mesmo exercício para as pernas para um conjunto completo

* 2 a 3 conjuntos

Prancha de aumento de perna de trás

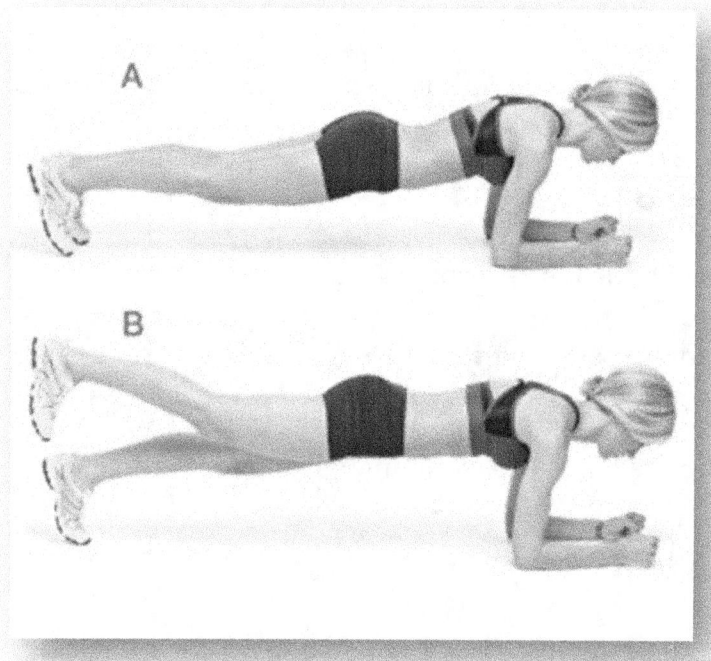

Instruções:

* Segure a prancha padrão espera

* gentilmente levante sua perna direita do chão (tão

altamente como possível com facilidade e conforto)

* Mantenha a posição, enquanto você pode

* Fazer esta chave para a outra perna completar um

conjunto

* Completos dois ou três conjuntos

Círculos de joelho

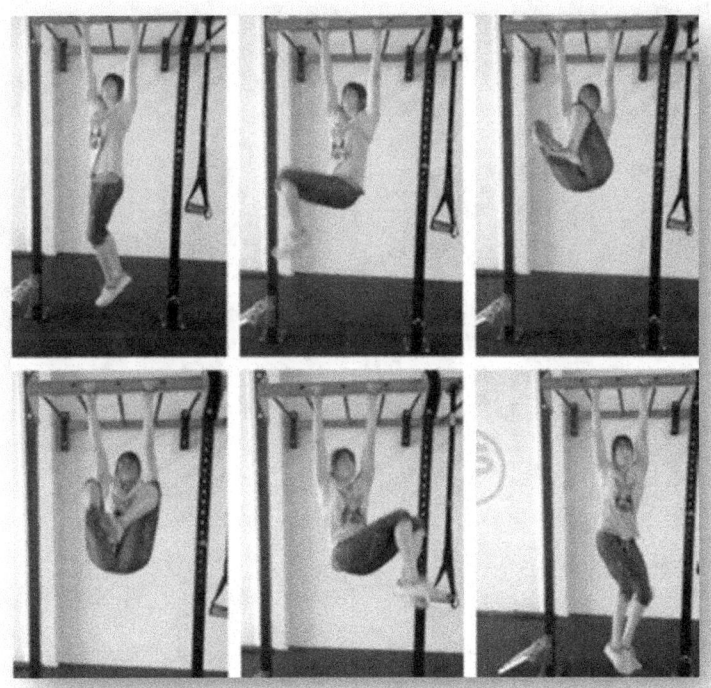

Círculos de joelho é um núcleo de peso de corpo

reforço exercício que visa principalmente abdominal (barriga front e lateral) músculos.

Instrução:

* Segure uma barra alta com sua largura de ombro mãos distante

* Dobre os dois joelhos juntos e faça um círculo com os joelhos, rodando-os da esquerda para a direita e vice-versa

* Mantenha sua coluna reta

* Mover os joelhos em direção no sentido horário e anti-horário, repetições máximos

* Descanse por 20 segundos e em seguida, iniciar o próximo conjunto de

* Completos 3 jogos

Segure "L"

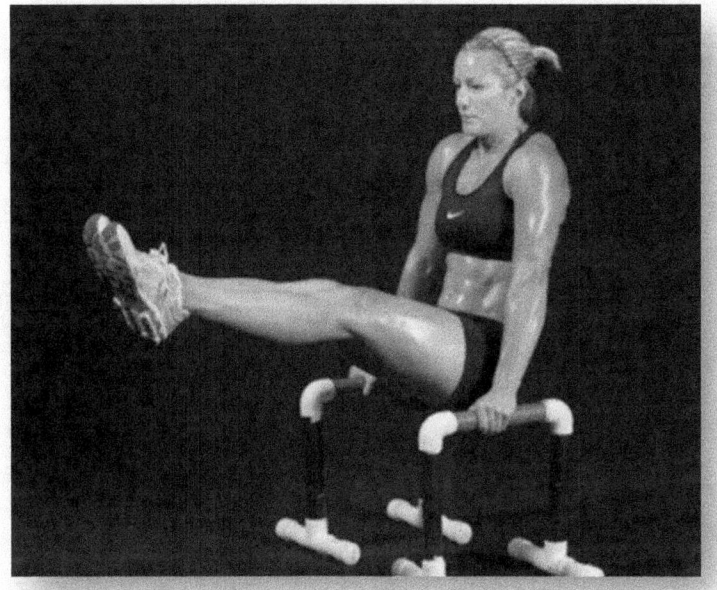

Segure "L" é um exercício eficaz do núcleo que tem como alvo os músculos do núcleo e os músculos da parte superior do corpo também.

Instruções:

* Segure as ambas as barras de uma barra paralela em pé entre as barras

* Levantar ambas as pernas do chão e mantê-los em linha reta enquanto fazendo anjo de 90 graus entre as pernas levantadas e a barriga

* Agora, suavemente elevar seu corpo inteiro do assento, endireitando as mãos, mantendo seu corpo em forma de "L"

* Mantenha a posição, enquanto você pode, ou de acordo com seu nível de condicionamento físico

* Repetir este exercício de 3 a 4 vezes

"V" Hold

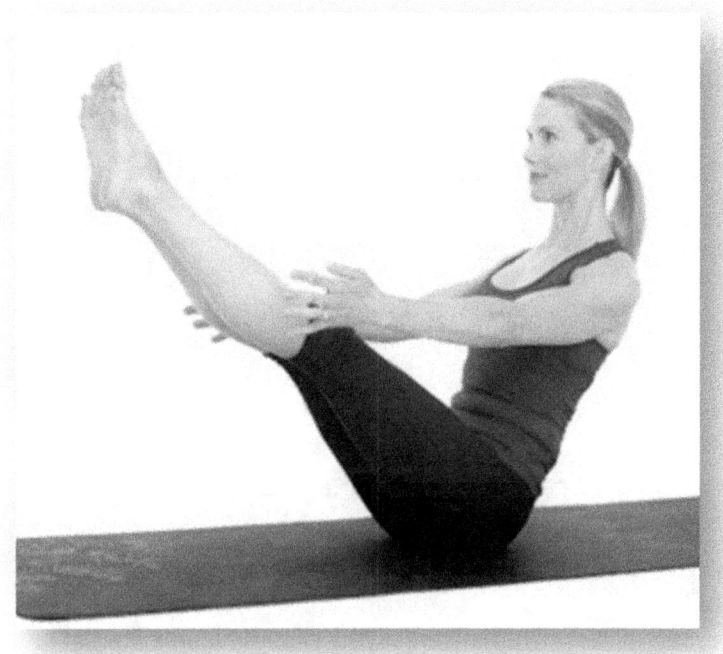

Outro núcleo reforço exercício que pode ser executado sem equipamento de exercício.

Instruções:

* Comece por mentir sobre seus quadris no chão (chão acolchoado) com sua curva de joelhos e pés no chão

* Cruzar as mãos em seu tórax e esticar as pernas direto na direção diagonal para fazer uma forma de "V" do seu corpo

* Suporte a todo o seu corpo nos quadris e mantenha sua coluna em linha reta, mantendo esta postura

* Segure o máximo que puder

* O resto por 10 segundos após cada porão

* Repetir este exercício três a quatro vezes

Lado a lado

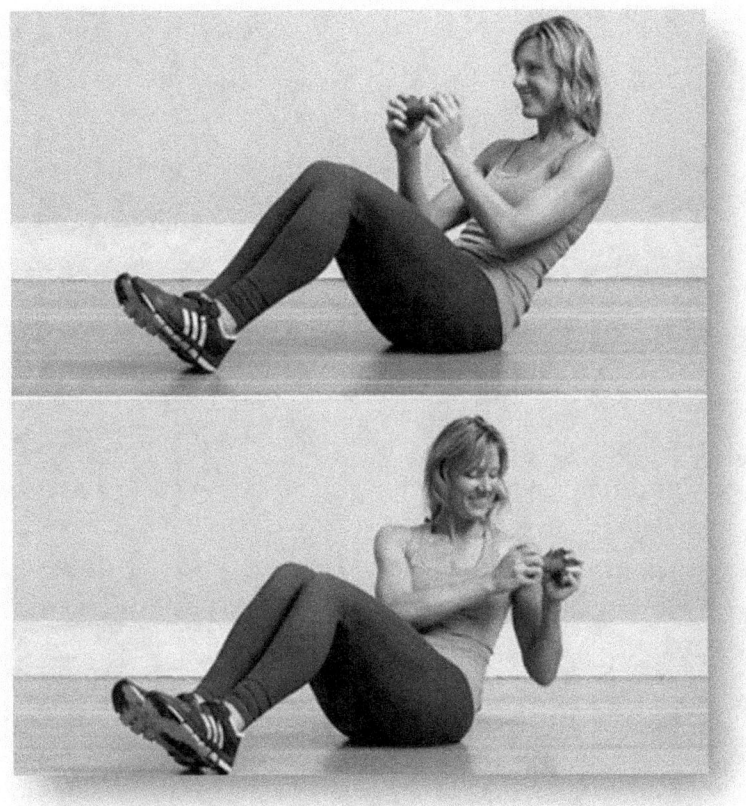

Um núcleo de reforço de exercício que visa

principalmente músculos oblíquos.

Instruções:

* Sentar em seus quadris, com os joelhos flexionados e os pés no chão

* Fazer uma forma de "V" sente-se como em abdominais e levantar seus dois pés aproximadamente 10 a 15 polegadas do chão (pode-se atravessar suas panturrilhas) apoiando todo o corpo em seus quadric

* Ligeiramente reclino, mantendo sua coluna reta para evitar dor nas costas

* Agora, entrelace os dedos de ambas as mãos e mova-os para os lados direito e esquerdos Tente endireitar suas mãos em posições extremas direita e esquerdas

* Não mover seu tórax durante a execução lado a lado

* Completar 3 séries com repetições máximos

Comprimento total "L" senta levanta

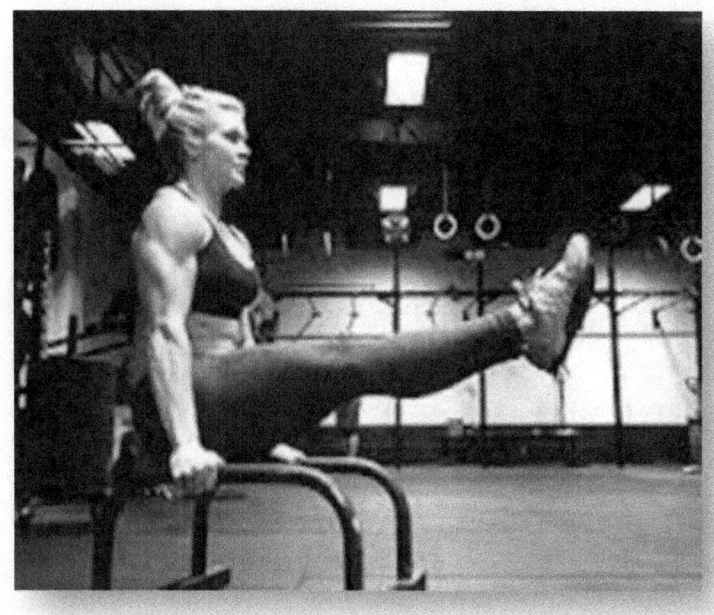

Um núcleo de reforço exercício que melhora os músculos abdominais núcleo e exerça um pouco de stress nos músculos do quadril.

Instruções:

* Segure uma barra alta com seu ambas as mãos

largura do ombro distante

* Endireitar todo o seu corpo e levantar as pernas

para cima, para tocar o bar na cabeça

* Agora, movimente suavemente suas pernas voltar à

posição inicial sem dobrá-los

* Faça reps como muitos como você pode para

completar um conjunto

* Recuperar seu vigor de 10 a 15 segundos

* Faça 3 jogos

Comprimento total lado levantar

Comprimento total é outro núcleo reforço exercício

realizado em uma barra de pull-up para melhorar os

músculos de barriga de lado ou músculos oblíquos.

Instruções:

* Mantenha a posição de flexão em uma barra de pull-up

* Manter seu corpo em linha reta e mova suavemente as pernas para o lado direito (na diagonal) é tão alto quanto você pode fazer sem sentir qualquer dor (tentar tocar o bar fixado ao chão ou perpendicular ao chão)

* De forma gradual, mova ambas as pernas juntos volta à posição inicial

* Agora, mover as pernas juntas em direção à esquerda para completar um representante

* Fazer 10 a 15 reps em cada conjunto

* 3 t 4 sortimentos

Calistenia inferior do corpo

Aumento de panturrilha

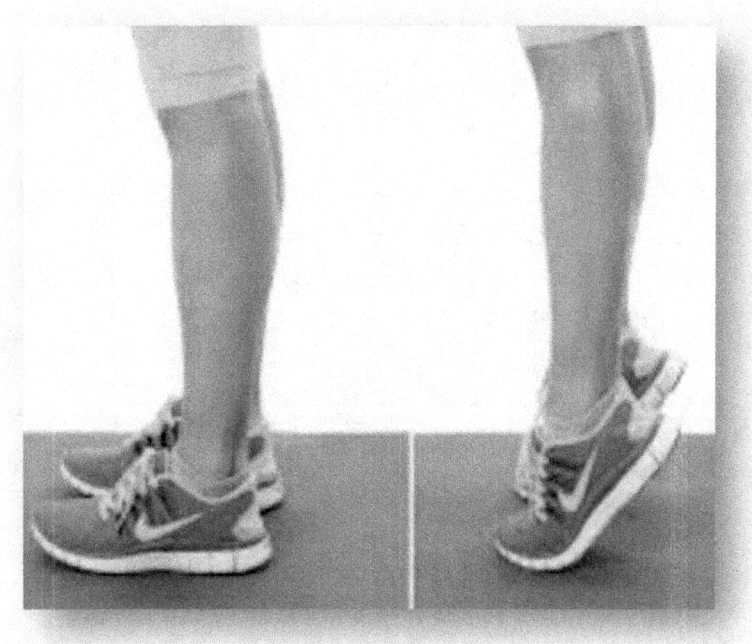

Aumento de panturrilha é um exercício eficaz para os músculos da panturrilha. Também é praticada para melhorar o salto vertical em diferentes modalidades esportivas.

Instruções:

* A postos em frente de uma caixa ou nas escadas descansar seus dedos sobre a borda de uma etapa da escada

* Descansar as mãos na parede, ou outra coisa para equilíbrio adequado

* Delicadamente, levantar todo o seu corpo sobre os dedos dos pés mais altos que puder e depois voltar para a posição inicial

* Faça reps como muitos como você pode fazer em um conjunto

* 3 para 4 conjuntos

Agachamentos

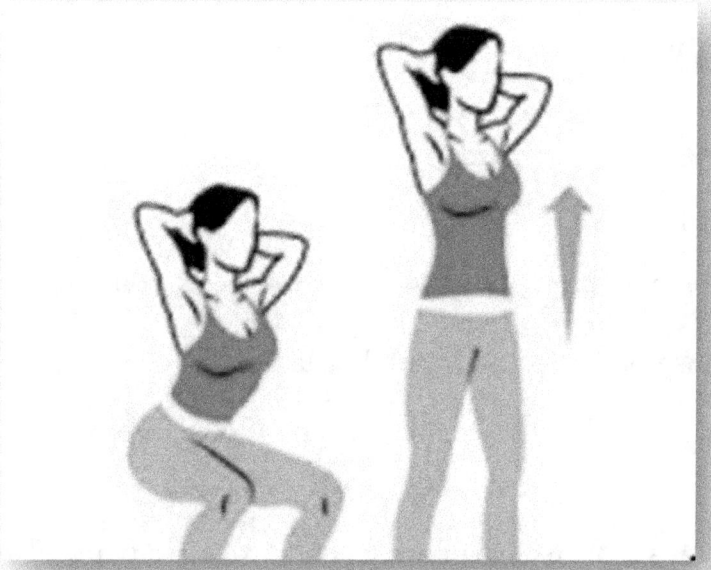

Agachamento é um exercício de peso de corpo

maravilhoso para queimar calorias extras e melhorar

músculos inferiores do corpo. Este incrível exercício

deve ser adicionado em seu treinamento rotineiro de

perda warm-up ou peso.

Instruções:

* Ficar em linha reta com os pés um pouco mais largos do que deveria a largura

* Descansar as mãos atrás da cabeça

* Mover seu corpo para baixo para manter posição agachada com seus dobrados de joelhos (tentar dobrar os joelhos em ângulo de 90 graus entre suas panturrilhas e coxas) ao mesmo tempo estendendo seus quadris na direção com versões anteriores

* Não se incline seu corpo superior ou avançar ou retroceder para executar exatamente este exercício

* Faça o máximos reps em cada conjunto

* 3 para 4 conjuntos

Squats explosivos

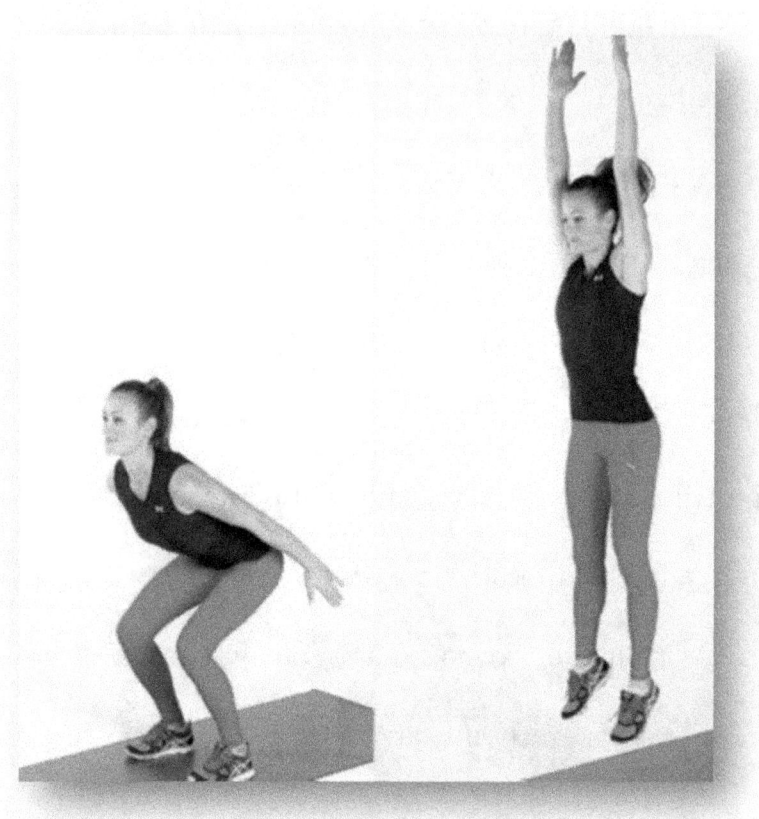

Squats explosivas são a forma de adiantamento de agachamentos padrão. Este exercício exerce estresse extra sobre seus músculos inferiores do corpo e os músculos do núcleo também.

Instruções:

* Mantenha a posição de agachamento padrão com as mãos em linha reta em seus lados

* Agora, saltar da posição de flexão e tentar tocar os joelhos ao seu tórax e terra na posição de agachamento

* Faça reps como muitos como você pode fazer com facilidade e resistência em cada conjunto

* Completos 3 jogos

Nada de bala ou uma perna agachamento

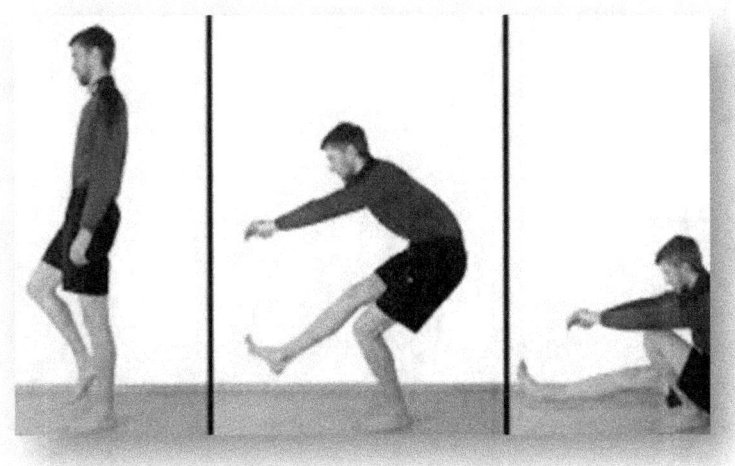

Um agachamento mais desafiador exercício do que padrão e saltar agachamentos.

Instruções:

* Ficar em linha reta com sua pernas largura do ombro distante

* Agora, mover para baixo na posição sentada enquanto dobra seu uma perna e endireitando a outra perna na sua frente

* Voltar para a posição inicial e repita este

exercício de acordo com seu nível de

condicionamento físico

* Repetir três conjuntos

Exercícios de

relaxamento de corpo

inteiro

Ponte segura

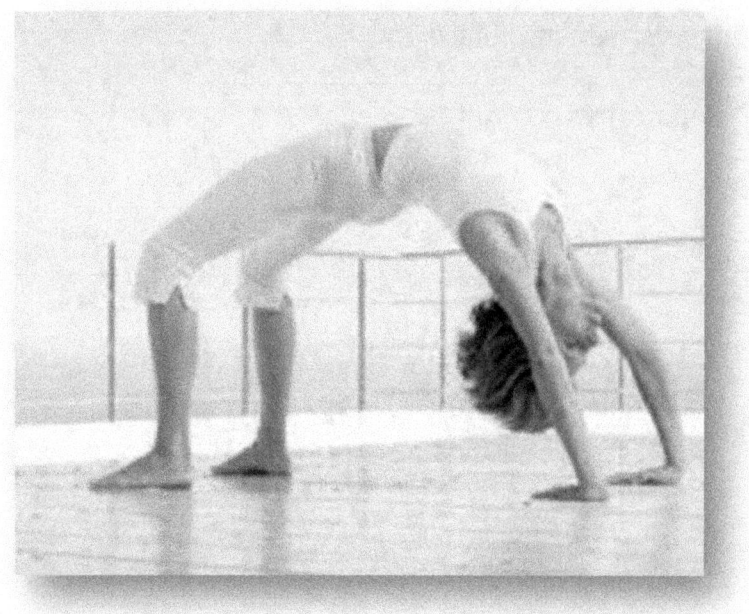

Ponte segura é um exercício praticado na ginástica e artes marciais para melhorar a flexibilidade da parte superior do corpo.

Instruções:

* Comece por mentir sobre suas costas sobre um chão acolchoado com os joelhos dobrados e os pés no chão

* Descansar as mãos perto de orelhas enquanto enfrenta os dedos de ambas as mãos para os ombros e os cotovelos skywards

* Agarre firmemente o chão com seus pés e mãos

* Agora, levantar seu corpo superior do chão para fazer uma curva ou uma ponte pose enquanto endireitar os cotovelos

* Não tente mover as mãos e os pés, mantendo esta posição

* Segure por 10 a 15 segundos de cada vez

* Descansar por 5 a 10 segundos e então fazê-lo

novamente

* Repetir essa espera três vezes

Flexões de ponte

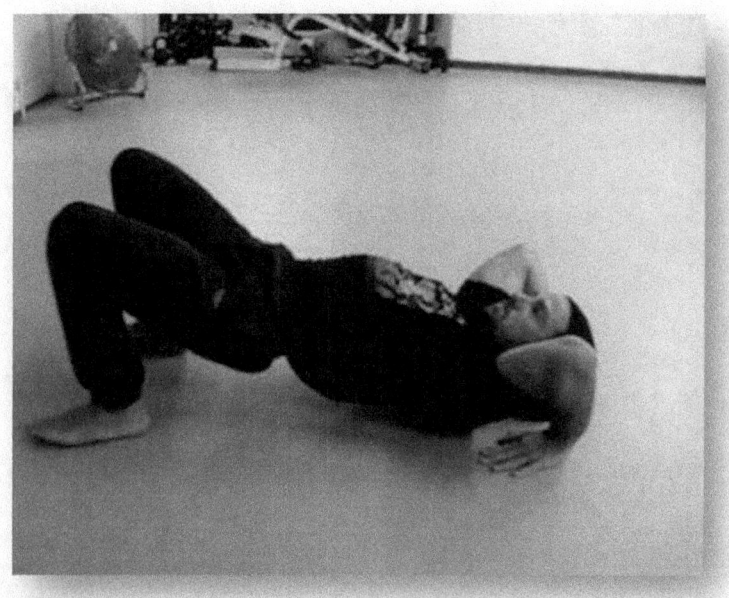

Flexões de ponte é uma técnica de avanço de ponte

que exerce tress extra nos músculos do braço.

Instruções:

* Mantenha a posição de ponte ao levantar seu corpo em uma posição de ponte

* Agora, mover seus ombros para baixo enquanto dobra os cotovelos (traga sua cabeça mais perto do chão) sem mover os joelhos

* Fazer flexões como muitos como você pode em cada conjunto

* Completos 3 jogos

Pino de parede

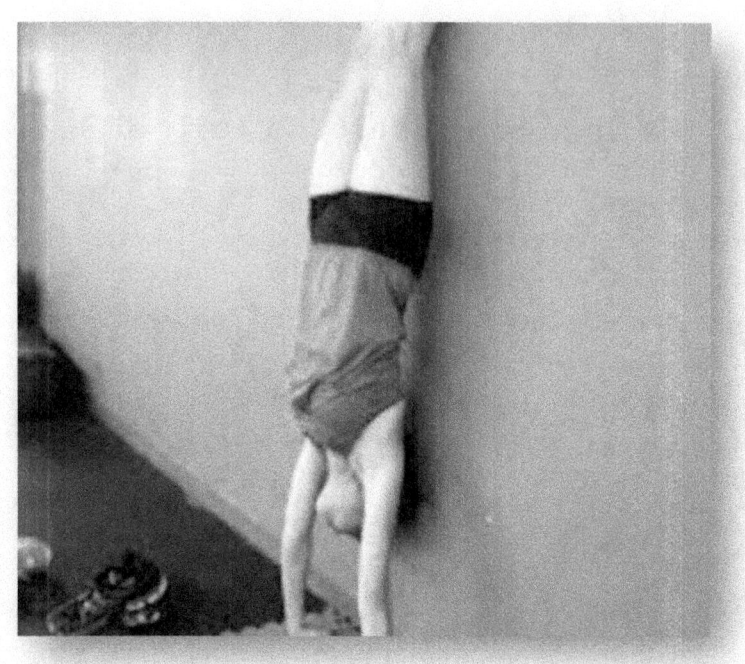

Plantar bananeira é um impressionando e treinamento do peso de corpo eficaz geralmente realizadas na ginástica. Pino de parede é uma formação de pino de iniciante.

Instruções:

* Comece por estar perto de uma parede

* Mantenha posição do pino (de cabeça para baixo) com as mãos no chão e seus pés descansando em uma parede para apoiar sua cabeça pra baixo

Tente manter seus braços, a coluna e o pescoço em linha reta, mantendo esta posição

* Mantenha esta posição enquanto você pode

Flexões de cabeça pra baixo de parede

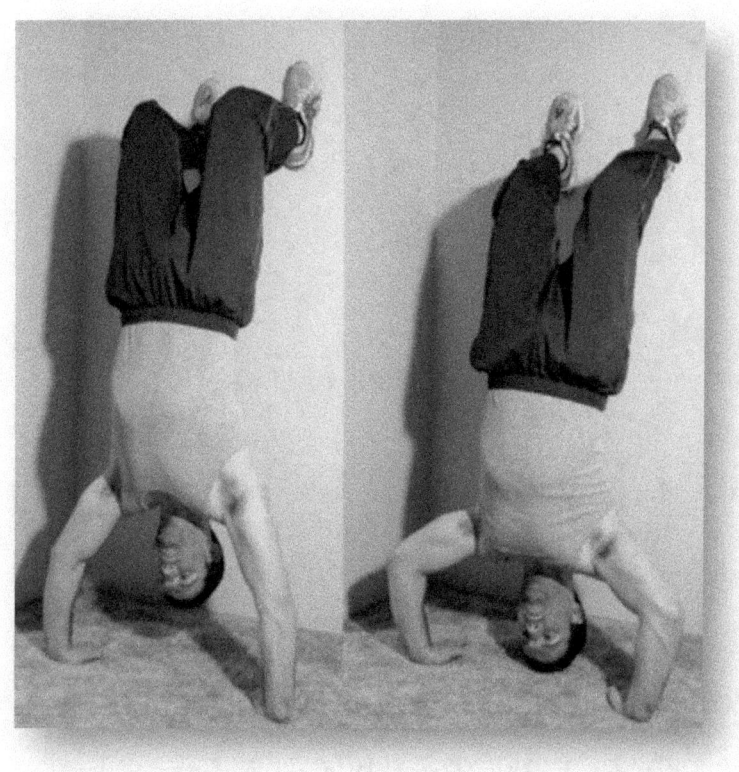

Flexões de cabeça pra baixo de parede é uma técnica de avanço de pino de parede.

Instruções:

* Mantenha a posição do pino de parede apoiando seu corpo

* Fazer flexões, dobrando os cotovelos e mantendo sua coluna reta

* Apoiar suas flexões com os pés descansando com a parede

* Fazer 10 a 15 flexões ou como muitos como você pode fazer com facilidade

Handstand modificados flexões

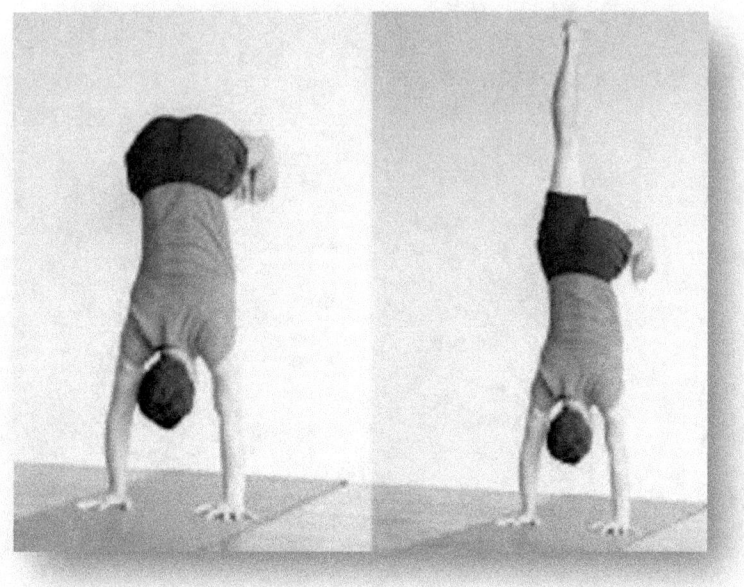

Flexões de pino modificada é uma boa iniciativa do

pino padrão.

Instruções:

* Comece mantendo posição de cabeça pra baixo de

parede com as mãos no chão e os pés com a parede

* Dobrar os quadris, mantendo os joelhos e os braços em linha reta ao fazer ângulo de 90 graus entre suas coxas e barriga

* Agora, fazer flexões de 10 a 15 nesta posição

* Resto de 10 a 15 segundos

* 3 para 4 conjuntos

Bar de mergulhos

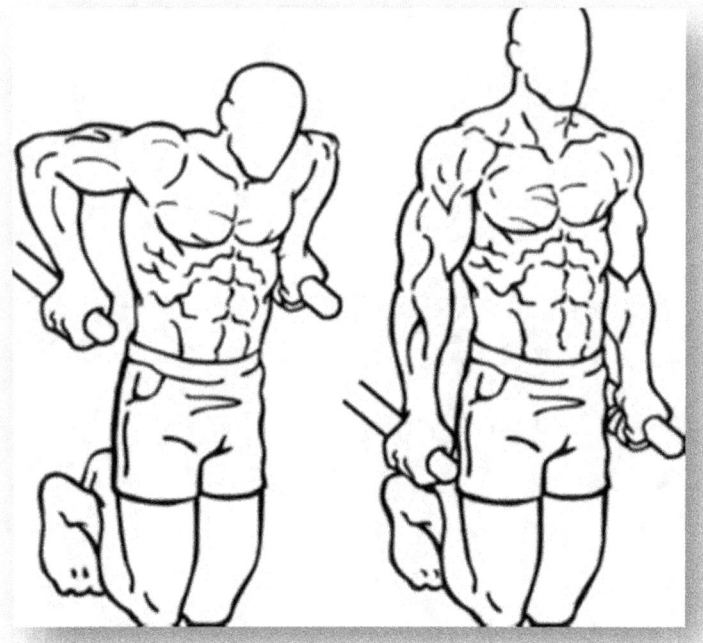

Este exercício de peso do corpo é uma parte essencial

da ginástica e ginástica que tem como alvo

principalmente os músculos do corpo superior.

Instruções:

* Ficar entre as barras paralelas e segure as barras com ambas as mãos

* Levantar seu corpo do chão por endireitar os braços

* Dobrar os joelhos e cruze-os

* Agora, abaixe seu corpo dobrando os braços a uma distância de onde você pode facilmente mover a posição inicial para completar um representante

* Fazer 12 a 15 reps em cada conjunto

* 3 para 4 conjuntos

"L" Hold Bar mergulhos

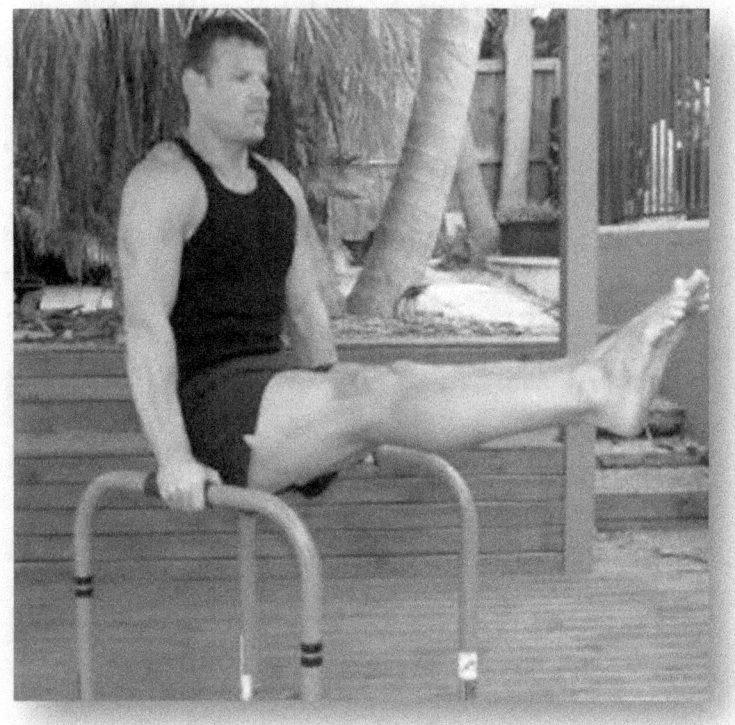

"L" segura a barra mergulhos, sendo uma técnica de
avanço de mergulhos que não só superior alvos os
músculos do corpo, mas também como alvo os
músculos abdominais núcleo da barra.

Instruções:

* Segure que uma barra mergulha posição ao levantar seu corpo do chão

* Levantar as pernas para fazer um ângulo de 90 graus entre as pernas levantadas e abdômen

* Agora, abaixar e levantar o seu corpo, dobrando e endireitando seus braços respectivamente para completar um representante

* Fazer pelo menos 12 a 15 repetições

* Repetir este exercício de 3 a 4 vezes

Balanços de alto barra

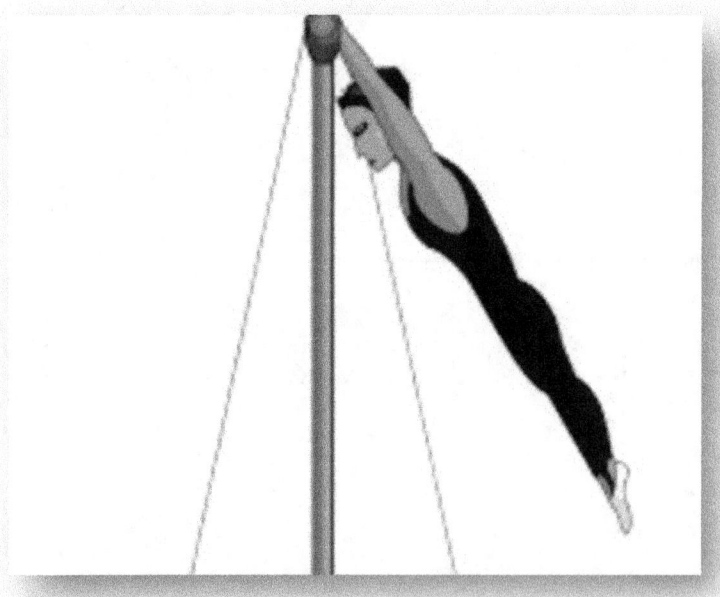

Na ginástica e exercícios de relaxamento, corpo superior, incluindo a estabilidade e a força do núcleo é a chave para o progresso. Balanços de bar alta fortalecem os músculos do corpo superior.

Instrução:

* Segure uma barra alta com sua mãos na largura dos ombros afastados

* Manter ambas as pernas em linha reta e próximos uns dos outros

* Amarrar uma corda em torno de seu pulso e a barra para não cair enquanto balançando na barra

* Agora, bater um pouco para mover todo o seu corpo para a frente e para trás como um balanço

Controlar a sua circulação com a ajuda de suas mãos

* Não dobre os braços enquanto balançando para evitar qualquer lesão

* Balanço com as pernas para um balanço melhor como um atleta

"L" invertido segura o dedo tocar

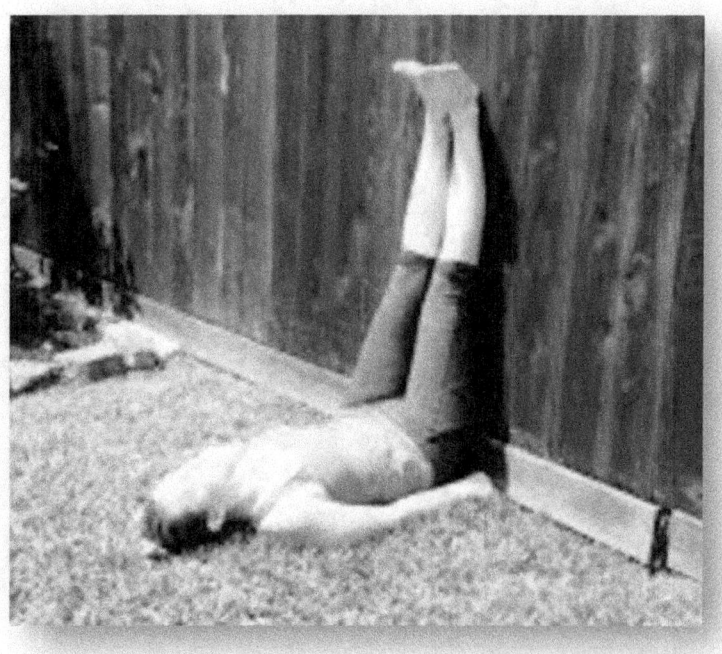

"L" invertido preensão do dedo do pé tocando é um núcleo de reforço exercício que tem como alvo os músculos abdominais núcleo.

Instruções:

* Comece por mentir sobre suas costas

* Aumentar suas skywards de ambas as pernas para fazer uma forma de "L"

* Agora, levantar a parte superior do seu corpo em direção para cima para tocar os dedos dos pés com as mãos, mantendo as pernas retas e então mover rapidamente volta à posição inicial

* Completar um conjunto com representantes de máximos

* Completos 3 jogos

Sapo pulando

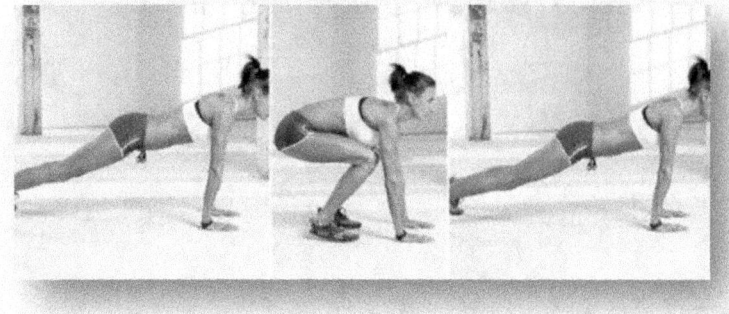

Um exercício de peso do corpo que tem como alvo principalmente os músculos do corpo inferiores especialmente coxas.

Instruções:

* Comece por sentar em seus pés com as mãos nas suas costas

* Segurar sua um mão com o outro

* Agora, moderadamente começar a saltar e seguir em frente

* Não ficar completamente enquanto salto (tente manter seu salto alto não mais do que um pé)

* Pular de 10 para 15 passos para a frente em cada conjunto, ou de acordo com seu nível de condicionamento físico

* Completos 3 jogos

Aumento de crocodilo

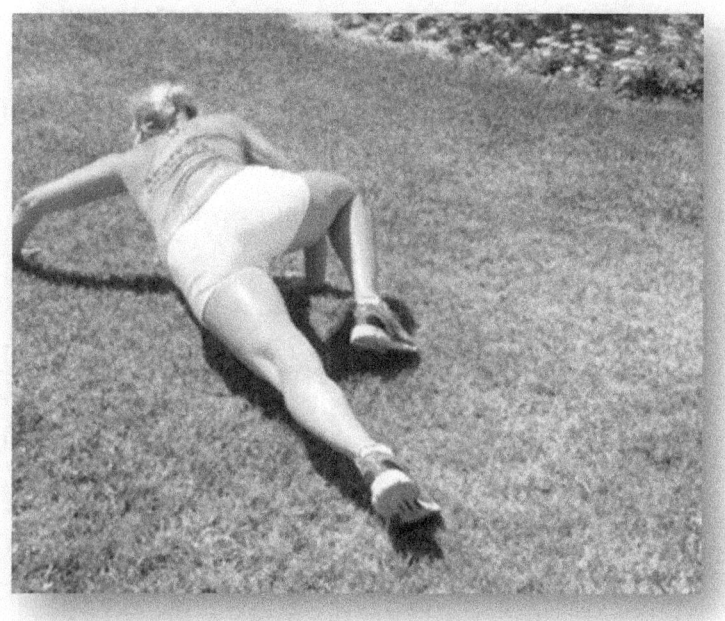

Um grande núcleo de exercício que não só queima a
gordura abdominal extra, mas também fortalece os
músculos do núcleo e forma-los também.

Instruções:

* Deite de barriga com as mãos perto de seus quadris e as palmas da mão no chão enquanto enfrenta os dedos em direção ao seu corpo superior

* Unir os dois pés e elevar o seu corpo superior sem mover a parte inferior do corpo da pelve por endireitar os braços (como um crocodilo)

* Mantenha a posição por 10 a 15 segundos de cada vez

* Repetir três vezes

Aumento de crocodilo de banco

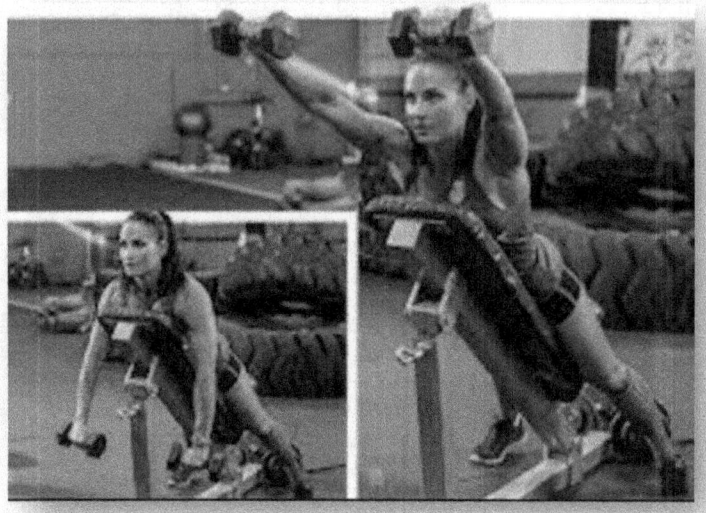

Aumento de crocodilo do banco é uma forma de avanço de aumento de crocodilo. Este fascinante exercício é realizado em um banco de exercer pressão extra sobre os músculos das costas.

Instruções:

* Deite-se num banco na sua barriga com a parte inferior do corpo no banco e parte superior do seu corpo no ar

* Usar algo para ancorar os pés para apoiar o seu aumento de crocodilo (pode pedir para seu amigo segurar seus pés firmemente para apoiá-lo)

* Descansar as ambas as mãos nas suas costas

* Aumentar sua parte superior do corpo da mesma forma no aumento de padrão de crocodilo

* Mantenha esta posição durante 2 segundos e então voltar para posição inicial, para completar um representante

* Faça 8 a 10 reps

* Repetir este exercício não mais do que duas vezes para evitar a tensão traseira de dor e pescoço

Pode me usas banco hiperextensão ou um banco simples sessão (sessão simples banco é mais desafiador do que banco hiperextensão)

Postura de Zu-bu modificados

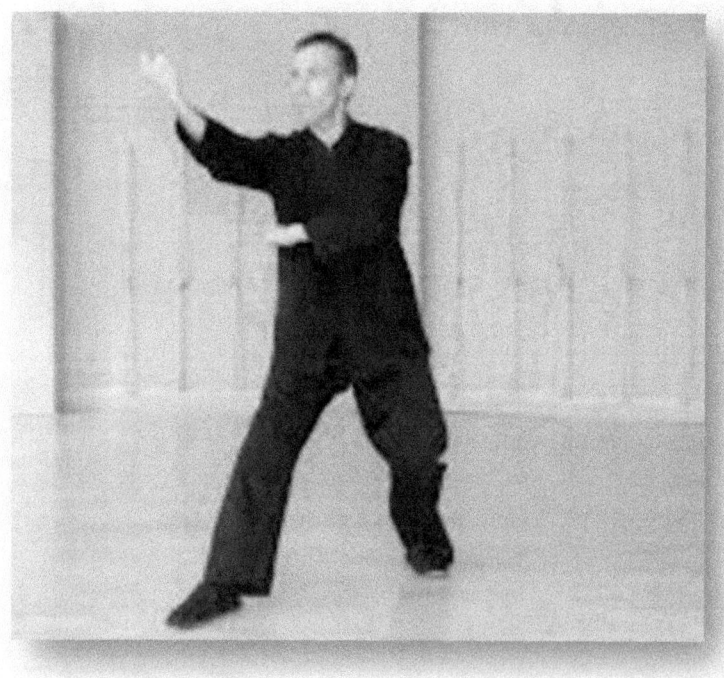

Zu-bu é uma posição popular das artes marciais WUSHU. É também conhecido como postura vazia porque esta posição exercer todo o nosso peso na nossa perna traseira e não colocar nenhum peso na perna da frente.

Instruções:

* Ficar em linha reta com um pé à frente e o outro pé para trás

* Dobrado sua perna traseira e aponte para fora sobre seu joelho 45°, mantendo o joelho da frente em linha reta ou ligeiramente curvada (frente estique a perna exerce pressão extra sobre seus músculos da perna traseira)

* Esta postura é ligeiramente diferente da postura de Zu-bu onde você tem que dobrar as pernas. Esta posição, você só precisa endireitar a perna da frente para exercer esforço extra na perna de trás

* Mantenha esta posição durante 2 a 3 segundos e voltar à posição ereta e então novamente mantenha postura Zu-bu para completar um representante

* Faça o mesmo para a outra perna

* Fazer 10 a 15 repetições para cada perna

Perna lateral Raise

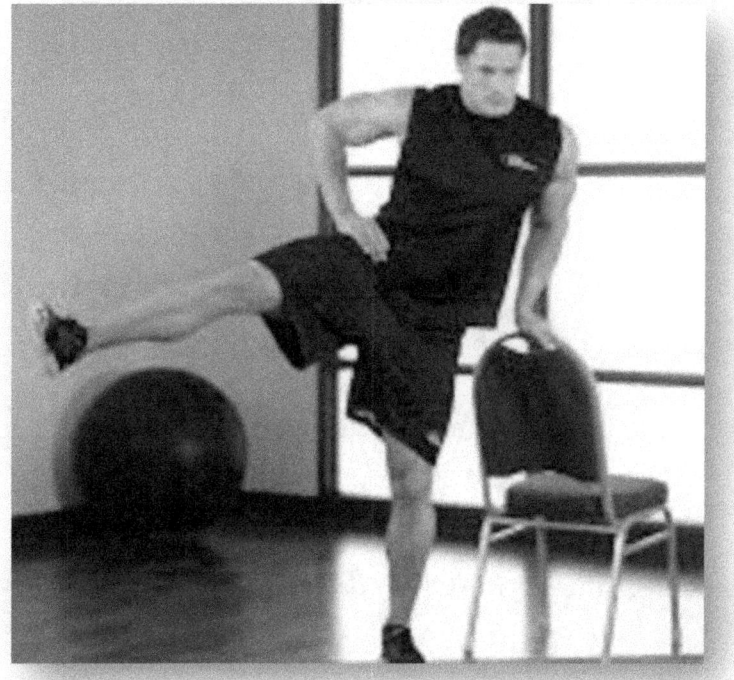

Aumento de pé do lado é um exercício eficaz de flexibilidade e exercícios de relaxamento que tem como alvo o glúteo médio, glúteo mínimo e tensor da fáscia lata.

Instruções:

* Comece por estar perto de um poste ou uma cadeira de apoio

* Descansar os pés no pouco maior do que sua largura de ombro

* Agora, moderadamente levantar uma perna lateralmente tão alto quanto você pode com facilidade, mantendo a outra perna reta e depois voltar para posição inicial, para completar um representante

* Fazer 12 a 15 repetições para cada perna

Aumento da perna de trás

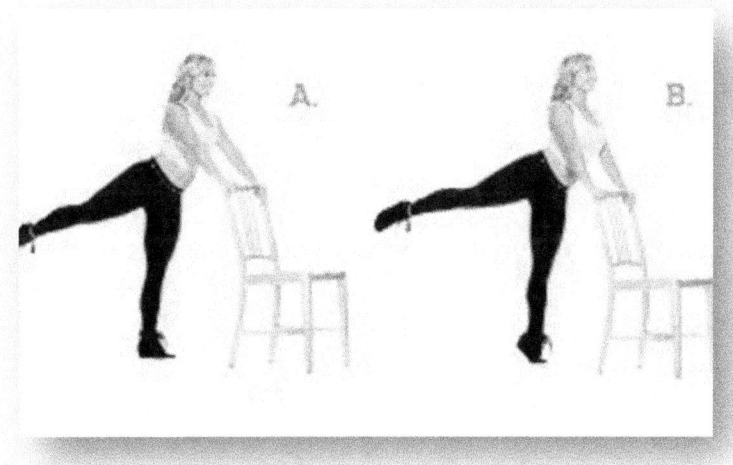

Perna de trás levantar alvos inferiores os músculos das costas incluindo quadris, coxas e músculos abdominais.

Instruções:

* Stand-direto com o seu rosto para a parede ou o polo que você vai usar como um suporte

* Descansar as ambas as mãos à parede ou agarrar o polo firmemente, mantendo seu tórax para o polo

* Passo a uma perna ligeiramente para a frente em comparação com o outro

* Agora, a repercussão de forma moderada tão alta quanto você pode facilmente enquanto manter sua cabeça e ombros estendem para fora

* Tente chuta o seu melhor para mover seu chute de volta lentamente do que você

* fazer 12 a 15 repetições cada vez para ambas as pernas

* Repita este exercício 3 vezes ou mais se você tem gordura extra ou desagradável nos quadris

Aumento da perna da frente

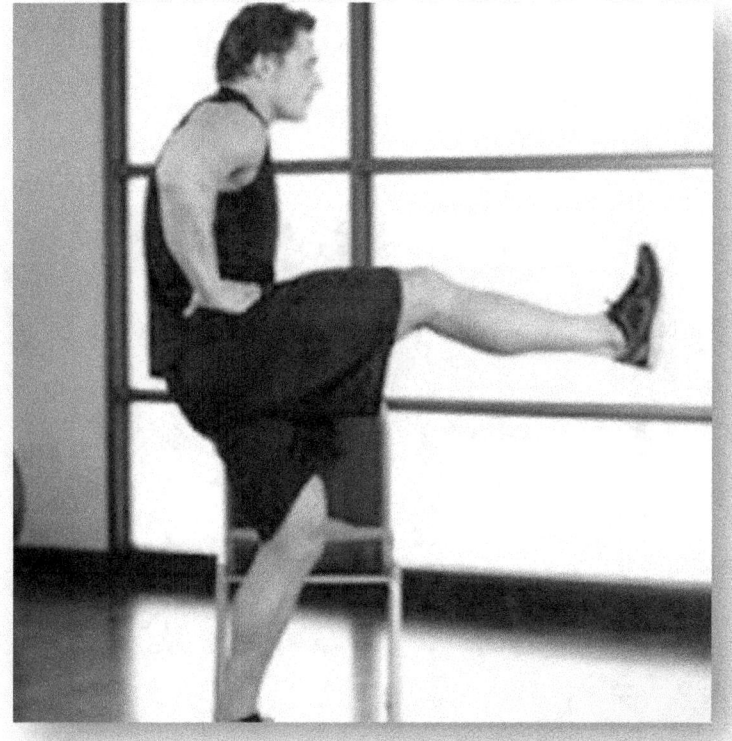

Aumento da perna da frente é um peso de corpo ou

exercício de ginástica que tem como alvo os músculos

do corpo inferiores especialmente frente músculos da

coxa e os músculos do núcleo abdominal.

Instruções:

* Stand reta por descansando seu superior e inferior com o polo ou uma parede ou outra coisa

Tente virar o seu corpo inteiro no polo incluindo suas costas e pernas

* Mantenha o polo com ambas as mãos sobre sua cabeça para apoiar seu movimento

* Agora, levantar a perna de um tão alta quanto você pode sem mover-se e dobra a outra perna

* Fazer 10 a 15 repetições para cada perna

* Repita este exercício 3 vezes para cada perna

Bandeira de dragão

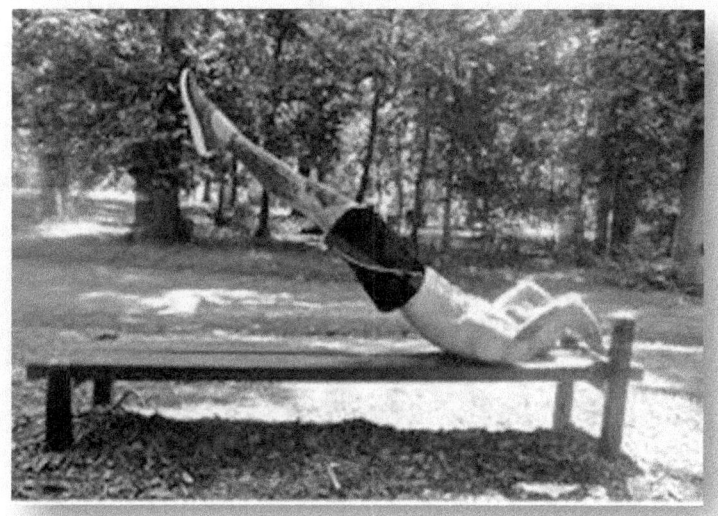

Bandeira de dragão é um exercício de núcleo de avanço que também é conhecido como núcleo mais difícil e o exercício do peso de corpo.

Instruções:

* Lei para baixo nas suas costas num banco com uma coisa fixa segurar firmemente (na cabeça)

* Segure a posição de correção com as mãos pouco mais do que sua largura de ombro para um melhor

equilíbrio e dirigir a ambas as suas pernas acima em

linha reta (sem dobrar os joelhos)

* Levantar as pernas mais altas possível e tentar criar

todos seu corpo com as pernas, exceto a parte

superior das costas e então voltar para a posição

inicial

* Faça reps como muitos como você pode

* Repetir este exercício 3 vezes ou menos

* Não dobre a cintura para executar corretamente este

exercício

Capítulo 5

Suplemento para a saúde e

Fitness em geral

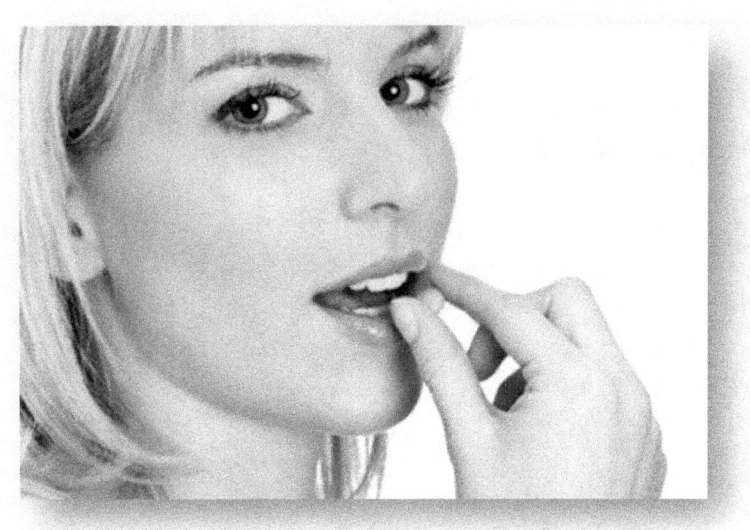

Você é sério sobre transformar seu corpo, você realmente precisa treinar e comer em um bom caminho para desenvolver a nova magra massa muscular enquanto se livrar da gordura indesejada. Mas o treinamento duro pode diminuir seu corpo de vitaminas, minerais e outras substâncias necessárias para ganho muscular e queima de gordura. Apesar da melhor dieta possível, normalmente é extremamente difícil ter todos esses elementos essenciais, e é onde entram o suplementos.

Portanto, aqui estão os melhores suplementos que valem seu dinheiro.

Óleo de peixe

Óleo de peixe é comprovado para melhorar o sistema imunológico e o desempenho do cérebro, proteger contra ruptura muscular, aumentar a recuperação comum e ainda promover a queima de gordura. O corpo humano pode produzir várias vitaminas, nutrientes naturalmente, óleo de peixe é uma coisa que não somos capazes de fazer naturalmente, e, portanto, você realmente precisa complementar para entregar seu corpo com o que você precisa.

Vitamina D

Se não sair na luz solar direta suficiente (de preferência pelo menos 20 minutos diariamente entre as horas de 10:00 a 14:00 quando os raios do sol são mais eficazes) você é provável acabar com a deficiência de vitamina D. Isto aumenta suas possibilidades de obesidade, estimula uma diminuição muscular massa e te faz mais sensível a muitas condições de saúde. De acordo com uma pesquisa, homens com suficiente vitamina D têm melhores níveis de testosterona, a composição corporal mais magros, um percentual maior de massa magra e melhor wellness total em comparação com aqueles com insuficiência de vitamina d.

Proteína de soro de

leite

Você pode obter uma boa quantidade de proteína em sua dieta, mas proteína em pó tem outras vantagens: é acessível e geralmente mais baixos em calorias do que uma refeição inteira de alta proteína. Proteína de soro de leite, sem dúvida, fornece algumas outras vantagens distintivas; está cheio dos ácidos aminados já crucial de cadeia ramificada (BCAA), que podem desempenhar um papel vital no desenvolvimento muscular, recuperação muscular, e você tem um ideal, sobre a refeição vai que leva um minuto para se preparar.

Probióticos

Todos nós comem muita comida diariamente; no entanto, nós realmente prestar atenção ao nossa digestão. As bactérias do intestino saudável desempenham um papel vital na saúde geral, sistema digestivo e processo de imunidade. Especificamente, Probióticos podem ajudar a rejuvenescer e nutrir nossa oferta interna de bactérias benéficas. Além disso, isso resultará em menos gases, dor de estômago e irritação. Há realmente incrível número de intervalos diferentes de bactérias em nossas entranhas. Probióticos ajudam a manter um ecossistema saudável de GI e mantém tudo em equilíbrio.

Creatina

Este tipo de artificial de uma fonte de energia gerado naturalmente no corpo é armazenado nos músculos para ser utilizada durante o exercício. Além disso, é comprovado para trabalhar! Vários estudos demonstram que a creatina ajuda a restauração da velocidade e o desenvolvimento de massa magra do músculo após uma sessão de exercício. Creatina também traz mais água em suas células musculares, adicionando um trecho sobre a célula que irá aumentar o crescimento duradouro. Ultimamente, a creatina é identificada para elevar os níveis de insulina, como fator de crescimento nos músculos, que é importante para a revitalização do crescimento.

Chá verde

Uma coisa que muita gente não sabe realmente é aquele gordo de lutas de chá verde. Estudos científicos têm demonstrado que animais que recebem extrato ficam menos peso e galpão mais gordura do que animais que recebem um placebo, e se é apropriado para os animais é adequado para nós também. Especialistas recomendam de preferência quase oito copos diariamente, o que é difícil de seguir para muitas pessoas, então vá para o modo mais simples e só tomar um suplemento.

Multivitaminas

Talvez não sejam os mais essenciais suplementos lá fora, mas eles estão ainda entre o mais vital, particularmente para aqueles que não comem frutas e vegetais suficientes. Tente escolher suplementos multi-vitamínicos que destinam-se precisamente, sem o ferro extra desde que quantidades extras deste mineral causam doença cardíaca. Normalmente, você pode encontrar um tablet que tem 100% de sua exigência diária, fornecendo o maior número de vitaminas e minerais quanto possível.

Magnésio

Tendo quantidades suficientes de magnésio ajuda no desempenho geral máximo desde que o corpo seja capaz de usar energia e realizar contrações musculares. Estudo mostra a suplementação com magnésio aumenta produção de glóbulos vermelhos, faz zinco mais acessível para auxiliar na produção de energia e contrações musculares e estimula a eliminação de resíduos produzidos pelo exercício intenso, tornando possível para que você se recuperar mais rápido.

Zinco

O zinco é essencial porque é um mineral presente em cada tecido em seu corpo. Ele é um antioxidante muito eficaz, incentivando para proteger contra o cancro e geralmente é diretamente associado com a manutenção dos níveis de hormônio, que é necessário para o desenvolvimento muscular e perda de gordura. Zinco desempenha um papel importante na síntese de proteínas, e quantidades suficientes permitem uma liberação mais poderosa dos três hormônios anabólicos mais essenciais: hormônio do crescimento, testosterona e insulina. Sem ter quantidades suficientes desses hormônios, você vai deixar de desenvolvimento muscular e a força de seu trabalho duro no ginásio.

Acabamento

Obrigado novamente para fazer o download deste livro!

Espero que este livro foi capaz de ajudá-

lo a melhorar sua saúde e físico.

O próximo passo é aplicar o que

aprendeu e tomar a quantidade maciça

de ação.

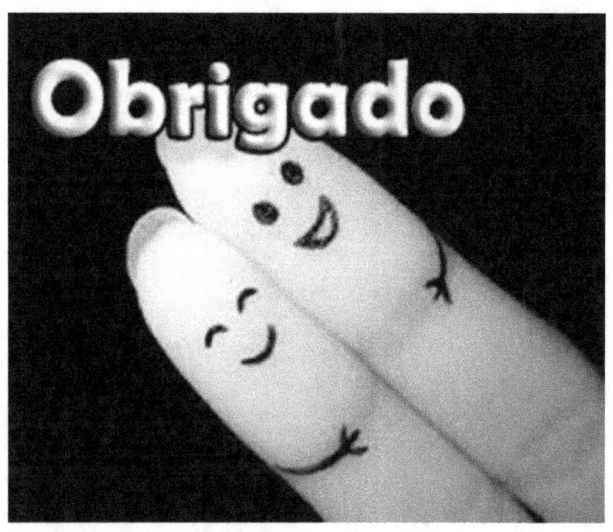

Finalmente, se você gostou deste livro, então eu gostaria de lhe pedir um favor, você seria amável o suficiente para deixar uma resenha para este livro na Amazon? Isso seria muito apreciado!

Obrigado e boa sorte!

CLIQUE AQUI PARA DEIXAR

UM COMENTÁRIO

Ver os livros mais de

ARNOLD YATES

Musculação: Como facilmente construir músculos e manter permanentemente em massa: 10 X seus resultados e construir o físico que você deseja.

Dieta de Atkins: Perder peso e me sinto ótimo, contém dicas e receitas
Hipertensão arterial: 40 alimentos que serão naturalmente Baixar a pressão arterial

Vou transformar sua determinada imagem de um produto de alta qualidade.

Veja por si mesmo
Um bônus especial para você comprar o meu livro.
Oferta de tempo limitado!
Clique aqui para enviar-me a sua imagem!

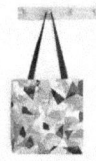 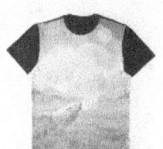 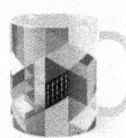 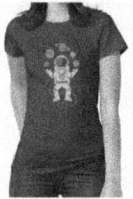

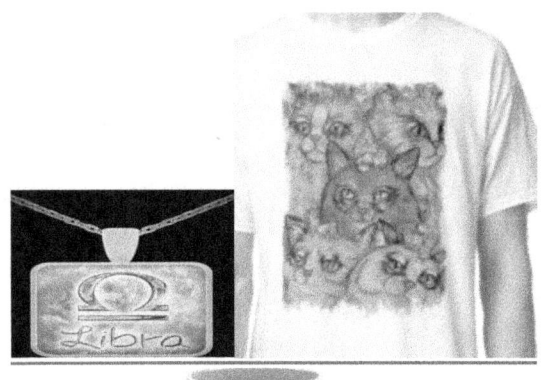

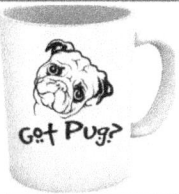

www.ingramcontent.com/pod-product-compliance
Lightning Source LLC
Chambersburg PA
CBHW070148290526
45789CB00002B/686